中医药畅销书选粹·针推精华

子午流注
——传统时间针法集粹

王凡 主编

中国中医药出版社·北京

图书在版编目（CIP）数据

子午流注：传统时间针法集粹/王凡主编．—2版．—北京：中国中医药出版社，2012.6（2023.9重印）
（中医药畅销书选粹．针推精华）
ISBN 978-7-5132-0801-7

Ⅰ.①子… Ⅱ.①王… Ⅲ.①子午流注 Ⅳ.①R224.3

中国版本图书馆CIP数据核字（2012）第034135号

中国中医药出版社出版
北京经济技术开发区科创十三街31号院二区8号楼
邮政编码　100176
传真　010-64405721
廊坊市祥丰印刷有限公司印刷
各地新华书店经销

开本 880×1230　1/32　印张 7.625　字数 194 千字
2012年6月第2版　2023年9月第4次印刷
书号　ISBN 978-7-5132-0801-7
定价　29.00元
网址　www.cptcm.com

服务热线　010-64405510
购书热线　010-89535836
维权打假　010-64405753

微信服务号　zgzyycbs
微商城网址　https://kdt.im/LIdUGr
官方微博　http://e.weibo.com/cptcm
天猫旗舰店网址　https://zgzyycbs.tmall.com

如有印装质量问题请与本社出版部联系（010-64405510）
版权专有　侵权必究

出版者的话

中国中医药出版社作为直属于国家中医药管理局的唯一国家级中医药专业出版社,自创办以来,始终定位于"弘扬中医药文化的窗口,交流中医药学术的阵地,传播中医药文化的载体,培养中医药人才的摇篮",不断锐意进取,实现了由小到大、由弱到强、由稚嫩到成熟的跨越式发展,短短的20多年间累计出版图书3600余种,出书范围涉及全国各级各类中医药教材和教学参考书;中医药理论、临床著作,科普读物;中医药古籍点校、注释、语译;中医药译著和少数民族文本;中医药政策法规汇编、年鉴等。基本实现了"只要是中医药书我社最多,只要是中医药教材我社最全,只要是中医药书我社最有权威性"的目标,在中医药界和社会上产生了广泛的影响。2009年我社被国家新闻出版总署评为"全国百佳图书出版单位"。

为了进一步扩大我社中医药图书的传播效应,充分利用优秀中医药图书的价值,满足更多读者,尤其是一线中医药工作者的需求,我们在努力策划、出版更多更好新书的同时,从早期出版的专业学术图书中精心挑选了一批读者喜欢、篇幅适中、至今仍有很高实用价值和指导意义的品种,以"中医药畅销书选粹"系列图书的形式重新统一修订、刊印。整套图书约 100 种，根据内容大致分为七个专辑："入门进阶"主要是中医入门、启蒙进阶类基础读物；"医经索微"是对中医经典的体悟、阐释；"名医传薪"记录、传承名医大家宝贵的临证经验；"针推精华"精选针灸、推拿临床经验；"特技绝活"展现传统中医丰富多样的特色疗法；"方药存真"则是中药、方剂的精编和临床应用；"临证精华"汇集临床各科精妙之法。可以说基本涵盖了中医各主要学科领域，对于广大读者学习中医、认识中医和应用中医大有裨益。

今年是"十二五计划"的开局之年，我们将牢牢抓住机遇，迎接挑战，不断创新，不辱中医药出版人的使命，出版更多、更好的中医药图书，为弘扬、传播中医药文化知识作出更大的贡献。

中国中医药出版社
2012 年 1 月

内容提要

子午流注——传统时间针灸疗法，一直以其独特的取穴方法吸引着众多的研究者。新中国成立以来，特别是近十几年来，研究者日众，研究方法日新。百家争鸣，仁智互见，将这种古老针法的研究推到了一个新的高度。为了满足研究者的需要，本书从新中国成立以来众多的子午流注、灵龟八法、飞腾八法的文献资料中遴选出239篇进行摘编，并按源流、理论探讨、临床应用、实验研究及综述等五方面加以归纳整理，编纂成册，希望能对大家的研究及临床工作有所帮助。

子午流注

主　　编　王　凡
副主编　胡剑北　王丽平
编　　委　（以下按姓氏笔画为序）
　　　　　　于永昌　王　凡　王丽平
　　　　　　王锦槐　陈学方　陈柏荣
　　　　　　张玉栋　胡润树　胡剑北
　　　　　　骆永珍　高路文　赖新生
参编人员　于永昌　王　凡　王卫东
　　　　　　王丽平　王锦槐　刘丽军
　　　　　　李永方　陈学方　陈柏荣
　　　　　　张玉栋　胡润树　胡剑北
　　　　　　骆永珍　高路文　赖新生

目 录

源　流 ·· 1
　　子午流注针法的源流 ································ 1
　　试论"按时刺灸"的由来和发展 ···················· 2
　　皇甫谧祖师是子午流注针法的倡导者 ··········· 3
　　子午流注源流初探 ··································· 4
　　关于子午流注、灵龟八法的几个问题 ··········· 5
　　子午流注学说的发端与形成 ······················· 6
　　对《子午流注学说的发端与形成》一文的商榷 ··· 7
　　子午流注纳甲法系统理论形成时期之商榷 ····· 8
　　试述子午流注纳支法的形成与发展 ·············· 8
　　子午流注针法源流梗概 ····························· 9
　　子午流注源流考略 ································· 10
　　子午流注、灵龟、飞腾八法发展简史(摘要) ··· 10
　　关于《子午流注针经》作者问题的一些看法 ··· 12
　　《子午流注针经》作者里籍略考 ················· 13
　　《子午流注针经》作者及里籍考略 ·············· 14
　　试论运气学说对子午流注学说形成的影响 ··· 14
　　子午流注发展史上若干问题的考证 ············ 16
　　《周易参同契》与飞腾八法 ······················· 16
　　高武对"按时选穴法"的贡献 ···················· 17

理论探讨 ··· 18
　　子午流注古法新解及其应用(一) ··············· 18
　　子午流注古法新解及其应用(二) ··············· 18
　　对学习子午流注针法的三点见解 ··············· 18
　　子午流注在临床应用的规律 ···················· 19

对子午流注针法的解析 …………………………… 20
浅谈子午流注 …………………………………… 23
浅谈子午流注 …………………………………… 23
子午流注针法简介 ……………………………… 24
试论时间针灸学 ………………………………… 25
谈子午流注学说 ………………………………… 25
生命节律与时态医学——子午流注学说初探 … 27
时辰针灸疗法50例分析 ………………………… 28
子午流注针法的临床运用及体会 ……………… 28
子午流注学说对病和证的针治规律 …………… 29
介绍一种比较完整的子午流注针法——移光定位法
………………………………………………… 29
子午流注原理探讨 ……………………………… 30
关于"时穴"与"病穴"之我见 ………………… 31
流注医话四则 …………………………………… 32
单玉堂老师按时取穴规律的临床应用 ………… 33
子午流注针法的配穴方法 ……………………… 34
从生物周期看子午流注理论的意义 …………… 35
试述子午流注学说的科学内涵 ………………… 35
子午流注与人体节律 …………………………… 35
子午流注针法与生物钟——时间治疗学 ……… 36
子午流注学说与生物钟——试论最佳针灸、投药
  时间与疗效的关系 …………………………… 37
浅谈子午流注与生物钟 ………………………… 38
昼夜节律与传统针刺法 ………………………… 38
丘脑神经元理论、五行学说及传统针刺的
  逐日按时取穴法 ……………………………… 39
《内经》针刺治法的因时制宜思想 …………… 40
针法运用中的辨时论治 ………………………… 40
子午流注服药法初探 …………………………… 41

子午流注与药物治疗 …………………………… 42
浅谈时间灸法 ………………………………………… 43
学习"子午流注"的点滴体会 …………………… 44
试谈研究子午流注的一些设想 …………………… 45
按时取穴针刺的纳甲、纳子、灵龟三法质疑 …… 45
按时取穴针刺的纳甲、纳子、灵龟三法再质疑 … 46
按时取穴针刺的纳甲、纳子、灵龟三法三质疑 … 48
子午流注学说研究思路与方法 …………………… 49
关于目前子午流注纳甲法研究方法的我见 …… 49
"病—穴—时"相宜——子午流注针法的关键 … 49
关于子午流注研究中的几个问题 ………………… 51
子午流注值的函数和映射表述及其临床意义 … 52
子午流注规律的圆周自映射描述 ………………… 53
子午流注在人体病理定位中的意义 ……………… 54
"十二辰"及其他 …………………………………… 54
鉴辰别时,源殊义异——十二辰与十二时辨 …… 55
时间针法与时区时间 ……………………………… 56
子午流注中干支日与主气日的区别 ……………… 57
子午流注(纳甲法):中国古典针法 …………… 58
谈谈"流注图"和"流注经络井荥图"——子午流注纳
  甲法的阎氏开穴法 ……………………………… 58
试论子午流注纳甲法的纳穴方法 ………………… 59
试论子午流注纳甲法的变闭穴为开穴的方法 … 60
评《试论子午流注纳甲法的变闭穴为开穴的方法》…… 61
对子午流注纳甲法闭穴的认识——介绍一种变闭穴
  为开穴的方法 …………………………………… 61
有关子午流注纳穴法之探讨 ……………………… 63
对子午流注三焦包络原穴寄属问题的我见 …… 64
子午流注纳甲法"甲己之年起丙寅"的探讨 …… 64
甲子记时的数字排列规律与纳甲法配穴原理 … 65

略论纳子法的临床应用规律 …………………………… 66
子午流注纳子法开穴6法 ………………………………… 67
子午流注"养子时刻注穴法"初探 ……………………… 68
子午流注"养子时刻注穴"法 …………………………… 69
灵龟八法的临床运用 ……………………………………… 69
灵龟八法初探 ……………………………………………… 70
从九宫图与生物钟的关系探讨时辰针灸学 ……………… 71
论灵龟八法的理论及临床运用 …………………………… 72
八卦与经脉流注次序 ……………………………………… 72
灵龟八法开穴规律探析 …………………………………… 73
夫妻配穴法 ………………………………………………… 74
用子午流注学说探讨老年性原发性高血压病患者
　昼夜血压变化 …………………………………………… 74
1137例死亡病人与子午流注、五运六气学说关系的调查
　报告 ……………………………………………………… 75
子午流注与病死时间规律初探（附645例住院病死患者死
　亡时间分析） …………………………………………… 76
评《子午流注传真》 ……………………………………… 76

临床应用 ………………………………………………… 78
纳甲法 …………………………………………………… 78
运用子午流注原理施行针灸的治验介绍 ………………… 78
子午流注的临床分经运用 ………………………………… 78
针灸在治疗中毒性休克中的应用 ………………………… 79
用子午流注针法治愈病毒性脑炎后瘫痪一例报告 ……… 80
子午流注纳甲针法临床应用举隅 ………………………… 81
按时开穴法治验3则 ……………………………………… 81
子午流注纳甲法治疗周围性面神经麻痹22例 …………… 83
子午流注针法的临床运用 ………………………………… 84
子午流注针法在临床上的运用 …………………………… 84
运用"子午流注法"治验3则 …………………………… 85

流注针法医案 5 则 ………………………………………… 86
　　运用子午流注纳甲法治疗胃脘痛 …………………………… 87
　　子午流注纳甲法治疗胃及十二指肠溃疡 8 例 ……………… 87
　　子午流注纳干法治疗痛证举隅 ……………………………… 88
　　择时选经取穴针法治疗 544 例瘫痪病的临床疗效观察
　　　………………………………………………………………… 91
　　子午流注纳甲法的应用 ……………………………………… 92
　　子午流注针法在临床中的运用 ……………………………… 92
　　纳甲法治疗顽固性失眠症 …………………………………… 93
　　子午流注纳甲法引出经络敏感带 1 例治验 ………………… 94
　　纳甲针灸法治愈血尿 1 例 …………………………………… 95
　　"纳甲法"针刺治疗痹证 60 例 ……………………………… 96
　　子午流注取穴与循经取穴治疗中风病对比观察 …………… 97
　　子午流注纳甲法治疗慢性浅表性胃炎 31 例临床观察 …… 98
　　子午流注针法治疗痛证的临床应用 ………………………… 99
　　子午流注取穴法治疗三叉神经痛 60 例临床观察 ………… 100
　　纳甲法治疗胃脘痛 39 例的临床观察 ……………………… 100
　　结合子午流注、灵龟八法针刺治疗小儿痿证 35 例 ……… 101
　　子午流注取穴法治疗 417 例痛证疗效观察 ……………… 101
　　应用子午流注和灵龟八法取穴治疗急性疼痛 …………… 102
　　"子午流注"开穴治疗 277 例急慢性疾病的疗效观察 …… 103
　　双宝合璧治顽疾——子午流注与灵龟八法结合外气
　　　治疗的体会 ………………………………………………… 104

纳子法 …………………………………………………………… 106
　　我对子午流注中的十二经纳支法的一些体会 …………… 106
　　按时取穴治愈七年腹痛 1 例 ……………………………… 106
　　按子午流注开穴治疗腰痛 15 例的初步体会 …………… 107
　　子午流注纳子法治愈眉棱骨痛 2 例 ……………………… 107
　　纳子法在临床上的运用 …………………………………… 108
　　子午流注取穴法治疗血管性头痛 157 例疗效观察 ……… 109

纳支法针刺治疗胃痛的比较观察……………………… 110
运用子午流注针法治疗肾虚腰痛 21 例 ……………… 110
应用微电脑子午流注配穴治疗肩关节周围炎 58 例… 112
耳穴应用子午流注纳子法治疗痛证 209 例疗效观察 … 112
按时针刺尺泽穴治疗脑血栓形成 30 例 ……………… 113
按时循经取穴法的得气效应和机理分析 …………… 114
子午流注临床应用一得 ……………………………… 115
择时选经取穴与督脉点刺治疗偏瘫 740 例临床观察 … 116
子午流注纳子法治疗高脂血症 38 例观察 …………… 117
针刺治疗高脂血症 110 例临床观察 ………………… 118
子午流注取穴与激光照射治疗渗出性胸膜炎 ……… 119
应用子午流注学说治愈大腹奇胀症 1 例 …………… 120
"子午流注"——"纳子法"治愈严重呃逆 …………… 121
子午流注针法治疗顽固性呃逆 ……………………… 121
以子午流注法灸治月经过多的初步观察 …………… 122
择时艾灸治疗咳嗽 …………………………………… 123
子午流注推拿之我见 ………………………………… 124
子午流注在按摩临床中的应用体会 ………………… 125
电排针治疗小儿麻痹后遗症的临床研究 …………… 126
循时气功点穴治疗肾阴虚证 ………………………… 127
按时发病医案 7 则 …………………………………… 128
"子午"辨治医案 3 则 ………………………………… 129
时间医学验案选例 …………………………………… 130
鉴辰别时疗宿疾 ……………………………………… 131
因时治疗点滴 ………………………………………… 132
依时治疗 3 则 ………………………………………… 132
"子午流注"应用于内科验案 3 则 …………………… 134
循时辨证验案 3 则 …………………………………… 135
子午流注针法治验四则 ……………………………… 136
不同时辰针刺原络穴有良效 ………………………… 137

择时选穴针灸法临床举隅 …………………………… 138

灵龟八法 ……………………………………………… 140
　　运用灵龟八法针法治疗肠梗阻初步介绍 …………… 140
　　运用灵龟八法针刺治验 ……………………………… 140
　　用"灵龟八法"的针法治疗急性扭伤58例 ………… 142
　　灵龟八法的临床应用 ………………………………… 143
　　临床运用灵龟八法的体会 …………………………… 144
　　灵龟八法针灸治验 …………………………………… 145
　　灵龟八法治验2则 …………………………………… 145
　　灵龟八法的运用 ……………………………………… 146
　　灵龟八法治验介绍 …………………………………… 146
　　灵龟八法治验2则 …………………………………… 148
　　灵龟八法治疗周围性面瘫67例临床小结 …………… 149
　　针灸医案5则 ………………………………………… 149
　　用"灵龟八法"针治医案2则 ………………………… 150
　　运用灵龟八法治疗神经性头痛12例 ………………… 151
　　灵龟八法治验 ………………………………………… 152
　　运用灵龟八法治疗软组织损伤27例 ………………… 152
　　灵龟八法治疗软组织损伤 …………………………… 153

实验研究 ……………………………………………… 154
　　有关昼夜阴阳消长节律的实验研究 ………………… 154
　　从临床和科研实践看祖国医学的辨证观 …………… 155
　　36名健康人辰酉时进餐前后胃电图观察 …………… 156
　　针灸学的时辰生物学研究 …………………………… 157
　　针灸医学的时间生物学研究法 ……………………… 158
　　经穴皮肤微循环的时间结构与子午流注 …………… 158
　　肾脏的稀释浓缩功能与子午流注学说的关系 ……… 160
　　子午流注针法对53例肢体血流变化的观察 ………… 161
　　骨髓细胞DNA合成率与肾时辰节律关系的
　　　　实验研究 ………………………………………… 162

从子午流注法测知人体12经穴电位值的初步观察…… 163
从测知人体十二经五俞穴的测定值观察经络与外界
  环境的关系……………………………………………… 163
从子午流注时辰测知12经原穴的电位值观察人体生理
  气血盛衰活动状况的初步观察………………………… 164
根据子午流注理论测定十二经脉五输穴电位值的
  初步分析——附62例实验报告………………………… 166
十二时辰中人体阴阳表里经五输穴皮肤电阻变化的
  初步观察………………………………………………… 167
经穴时辰节律的皮肤温度与电阻改变………………… 168
时辰对循经感传的影响………………………………… 169
按"纳支法则"针刺原穴对正常人心动电流的影响…… 169
子午流注纳甲法对冠心病患者STI影响的初步观察… 171
不同时辰针刺内关穴对健康青年女性收缩时间间期
  (STI)昼夜节律的影响………………………………… 172
子午流注针法对心输出量和心排血量的影响………… 173
择时针刺高血压病的即时降压效果观察……………… 174
子午流注纳甲法对68例中风偏瘫患者甲皱微循环的影响
  ………………………………………………………… 175
子午流注纳甲法对得气的影响………………………… 176
子午流注纳甲法的临床应用——对56例患者胆囊收缩
  功能的观察……………………………………………… 177
胆囊昼夜节律及小柴胡汤利胆作用的时间治疗学探讨
  ………………………………………………………… 178
子午流注针法对早妊盆腔血流图变化的观察………… 180
辰时针刺足三里对血白细胞计数的影响……………… 180
辰酉时灸足三里穴对胃电图的影响…………………… 181
子午流注纳甲法对消化性溃疡患者胃酸分泌、血浆胃泌
  素及前列腺素 E_1 水平的影响………………………… 183
养子法治疗支气管哮喘的临床疗效和环核苷酸、皮质醇

变化的初步观察 ………………………………… 184
养子时刻注穴法治疗中风病的临床研究 ………… 185
从穴温改变看灵龟八法选穴 ……………………… 187
循时点穴并健脑按摩提高运动能力和智力的试验观察
………………………………………………… 187
致敏家兔皮试反应强度和血浆皮质酮含量的子午时辰
差异 …………………………………………… 188
正常家兔 PHA-P 皮试前后外周血淋巴细胞转化率的
时辰变化 ……………………………………… 190
不同时辰针刺对家兔白细胞总数的影响 ………… 191
不同时辰针刺对大鼠血中铜蓝蛋白含量的影响 … 192
不同时辰针刺对大白鼠虹膜去甲肾上腺素末梢荧光
强度的影响 …………………………………… 193
不同时辰针刺大鼠"涌泉"穴对痛阈和脑内单胺类介质的
影响 …………………………………………… 194
针刺"涌泉穴"对大鼠若干器官时间形态学的影响 … 195
不同时辰针刺大白鼠"涌泉"穴对视上核神经分泌
细胞核体积的影响 …………………………… 196
不同时辰针刺对乌头碱中毒小鼠肝脏等组织还原谷胱
甘肽含量的影响 ……………………………… 198
不同时辰电针大鼠"环跳"穴的镇痛作用及对血浆
皮质酮水平的影响 …………………………… 199
不同时辰针刺大鼠太溪穴对血清睾酮和睾丸 cAMP、
cGMP 水平的影响 …………………………… 200
不同光照周期对小鼠肝糖原昼夜节律的影响 …… 201
不同时辰电针"足三里"对小白鼠胃肠运动机能的
影响 …………………………………………… 203
电针足三里对小白鼠胃肠运动昼夜节律的影响 … 204
不同时辰电针足三里对小白鼠胃酸分泌机能的影响 … 205
针刺对大鼠实验性胃溃疡的治疗作用——子午流注

实验研究的初探 …………………………………… 207
　　不同时辰、不同穴位、不同频率电针治疗大白鼠实验性
　　　胃溃疡的疗效观察 ………………………………… 208
　　不同时辰艾灸抗大鼠幽门结扎性溃疡的作用观察 …… 210
综　述 ……………………………………………………… 212
　　子午流注的研究与应用概述 ……………………………… 212
　　子午流注研究概况 ……………………………………… 212
　　子午流注针法研究概要 ………………………………… 213
　　子午流注研究进展 ……………………………………… 214
　　子午流注研究近况 ……………………………………… 215
　　时间针灸学研究进展 …………………………………… 216
　　子午流注与灵龟八法飞腾八法的研究进展 …………… 218
　　子午流注灵龟八法飞腾八法研究近况 ………………… 219
　　子午流注研究近况 ……………………………………… 219
　　择时选穴针灸法的实验研究概况 ……………………… 221
　　子午流注针法在心血管疾病的临床应用及机理研究 … 222

源 流

子午流注针法的源流 孔最．上海中医药杂志 1965，(3)：35~37．

据《子午流注针经》、《针经指南》和《针灸大全》等书记载，子午流注针法产生于宋、金之际。《流注指微赋》由《流注指微论》改写而成，刊于《子午流注针经》中，署名"南唐何若愚撰，常山阎明广注"，而在《针灸聚英》、《针灸大成》中又据《子午流注针经》为窦桂芳刊行的"针灸四书"之一，而在《流注指微赋》下注云"窦氏"，其实这是何氏作品。何若愚为金时人，南唐何若愚中南唐是地方，有人将南唐误为朝代，何若愚就成为南唐时代人了。何若愚与阎明广可能未参考《灵枢》，所论子午流注内容就难免有不合古说，致使明代汪机、张景岳、张世贤、熊宗立等人对子午流注针法的正确性表示怀疑。

《针灸大成》卷五载有《徐氏子午流注逐日按时定穴歌》，有人将徐氏当作"五代时徐文伯"，徐文伯在针灸史上是有名的人物，但是从七言叶韵的歌诀体裁可以辨别得出，南北朝时不会有这样的文字，这歌是出于明代徐凤之手，《针灸大成》中有文写明。近人将此歌记到徐文伯的名下，显系传误。

窦汉卿又被称为窦文真公。《针灸大全》载"窦文真公八法流注"，八法流注又称交经八穴、八脉交会八穴，这是从八穴的主治证归结出它与奇经八脉的关系。本法虽为窦氏所载述，但不是他的创作，是他年少时于宋子华处得一针灸书，内载"交经八穴"，书上说是"少室隐者"所传。窦氏所载述的八穴，只列其配伍关系（含）和主治证，后来《针灸大全》又发展为"主应"配穴，列举若干"应穴"处方，《针灸大成》中杨氏又作了补充。如此看来，所谓"八法"就是指以八穴为主的治疗各种病症的配穴针灸法，最初并不具有按时定穴的意义。八穴结合时间来运用是受了当时流行的哲理思想的影响。八穴配合九宫，八卦、干支、增添了八穴用法的复杂性，其流行又分为二：灵龟八法和飞腾八法。窦氏重视八穴，原指八脉交会八穴，而称作窦氏弟子的王开，在其编著的《扁鹊神应玉龙经》中引载此文，却以《难经》的八会穴作解释，实属奇怪（或疑王开不是窦氏的亲传学生）明·吴昆《针方六集》以八脉交会穴作解释，可认为是对的。

试论"按时刺灸"的由来和发展 吴绍德．中医杂志1983，24（2）：47~49．

按时选穴进行刺灸的思想，首见于《灵枢·九针十二原》，其文说"知机之道者，不可挂以发，不知机道，叩之不发，知其往来，要与之期"这段文字是转引古代针灸医著《小针》而来的，后为《灵枢·小针解》、《素问．针解篇》等专文解释，这种思想贯穿于《灵枢》，《素问》各篇中。于此可见，按时刺灸的思想在《内经》成书之前早已萌芽。有关气血盛衰理论的原始，可能来自气功行气，是由气功练功过程中被发现的。

经络气运行与刺灸的关系在《灵枢·逆顺》、《素问·八正神明论》中有较具体的记载，文中所载所谓刺法必候天地、阴阳、四时五行、或四时、八正之气、归根到底是基于日（实际是地球）和月的运转状态与人体气血运行相关的理论，所有历代按时施治等莫不以此为立论，推演出各种具体的方法，溯本穷源，不外"日运说"和"月运说"二大派而已。

有关日月运转与气血盛衰对刺灸的关系在《内经》中也有记载，《灵枢·卫气行》中按气至时刻而施刺灸的记载，后世子午流注纳甲法、飞腾八法、灵龟八法都以此为准。《灵枢·小针解》、《灵枢·邪客》、《素问·针解》等文中按气血盛衰施用补泻的记载，后世子午流注纳支法即准此。

有关按时选穴的记载，从日运立说者大致有①《灵枢·

卫气行》卫气运行一周的理论。②四季变化取五输穴的方法。③一年之中运气变化的推算。从月运立说的有《八正神明论》以月生毁来决定针刺宥数的方法和《素问·缪刺论》以月的盈亏计算日数来决定针刺数与用穴多少的方法。

《难经》将日运与四季之气和脏腑之气及其辨证结合起来选穴,是继《内经》之后的又一种运用法,其方法较《内经》单纯辨时发展为兼顾辨证有了进一步的提高。《黄帝针灸虾蟆经》以月盈亏的程度为依据,月盈气在阳位,月亏气在阴位,凡人气逐日所在的部位,针灸皆须避忌,这是继《素问》以月生死而定补泻和针刺数的另一种学说,对唐代盛行的针灸择日和避忌之说,颇有影响,该书中按六十日干支的属性来推定人气所在,以示刺灸的禁忌,这种思想可能就是后代子午流注等学说的先河。

以十二经脉和一日之中的二十四时相配合的学说可能创始于宋代,后为明代《针灸聚英》所阐发发展成今人所称之"纳支法"。纳甲法的创始在南宋,首见于何若愚的《子午流注针经》,灵龟八法可能在元末明初产生,其原始出于窦汉卿的《针经指南》,名称则首见于徐凤的《针灸大全》,疑为徐氏所创,不是窦氏的发明。飞腾八法首见于王国瑞的《扁鹊神应玉龙经》,疑为窦氏晚年所创,论年代早于灵龟八法一百多年。

总之,按时刺灸的学术思想可追溯到《内经》以前,但与干支相配则始于隋唐,子午流注、飞腾八法、灵龟八法的创用则在金元时代,其理论皆以日月的运行与气血盛衰为依据。

皇甫谧祖师是子午流注针法的倡导者　司徒铃.新中医 1983,(12):24.

晋代皇甫谧祖师把《素问》《灵枢》《明堂孔穴针灸治要》作了一番整理,并结合他本人的临床经验编写成为《针灸甲乙经》一书,在该书中,他把原《灵枢》卷之十一"卫气行第七十六",阐述卫气行的情况编排在卷之一,因而突出说明病在于三阳，必候其气之在于阳分的时机而刺之，病在于三阴，必先候其气之在于阴分的时机而刺之，作者由此认为皇甫谧是"子午流注针法"的倡导者，义中附案1则。

子午流注源流初探　詹永康．江苏中医杂志　1983,4(1):8~12

《内经》虽然没有具体谈到子午流注的运用方法，但子午流注关于天人相应，候气逢时的理论以及阴阳、五行、天干、地支、气血流注、五输开阖的基本概念都是起源于《内经》的。《难经》发挥了《内经》的理论，补充了《内经》的未备。相传为扁鹊所撰的《子午经》将手少阴心经的五输穴增补在阴经之内，至此六条阴经就有了三十输之数，与阳经的三十六输加在一起，就成了完整的六十六穴，为用十天干推算流注开穴完善了取穴基础。世代相传子午流注是战国时期叫扁鹊的秦越人所首创，但从当时的历史背景以及针灸的发展史来看，子午流注针法在扁鹊时代形成的条件尚不成熟，因此，上述传说并不可靠。

《伤寒杂病论》中谈到了"三阴三阳传变循行"的生理节律，也观察到疾病变化的时间病理学节律以及时间治疗学概念。无疑仲景在《伤寒论》中虽没有提到子午流注针法，但为后世医家研究子午流注提供了具体的理论依据。《针灸甲乙经》在刺法方面很重视气血流注的时辰及迎随补泻手法，书中内容有很多与子午流注有关。可以说《甲乙经》对天人相应、经脉流注节律、候气逢时针刺等方面的认识，较之《内》《难》等书，已有较大的发展，说明晋代医家对经络循行流注的节律方面，已有较深的研究与进步。南北朝刘宋时期出现了子午流注针法，刘宋医家秦承祖绘制了《明堂流注图》，徐文伯撰写了"子午流注逐日按时定穴歌"。宋元间的针灸专著较多，滑寿氏撰写的《十四经发挥》对奇经八脉的论述为后世形成的灵龟八法奠定了取穴与理论基础。何若愚的《流注指微赋》概括地说明了子午流注的要义。窦汉卿的《针灸指要》提出了有关子午流注内容。李杲的《东垣针法》中许多精辟论述正是子午流注纳子法取穴的基础。

明代诸家对子午流注的研究，更各有所发挥，徐凤撰写的《针灸大全》卷四为"窦氏流注八法"，卷五还有论子午流注一文，文虽不长，对子午流注开穴之要领却论之甚详。至明嘉靖年间，高武的《针灸聚英》一书就有18章节专论子午流注针法，并在每篇之末都有他自己的批注。他主张按穴寻时法，批驳了对配穴也拘泥于开穴方可针刺的错误。徐春甫的《古今医统》对子午流注针法亦有不少有价值的发挥。至明万历年间，李梴著《医学入门》，提出了夫妻母子合日互用开穴的取穴法则，强调了必穴与病相宜的原则性，又扩大了开穴范围，增加开穴时间，为运用流注发挥了灵活性。杨继州的《针灸大成》卷五专载各家对子午流注、灵龟八法的有关论述。卷九医案中有不少择时开穴之验案，足见杨氏对流注针法之重视。张景岳在《景岳全书》中对子午流注十天干配合脏腑问题提出了"三焦阳腑须归丙，包络从阴丁火旁"的新见解，在理论上与应用上都是正确的。

清代对子午流注研究似乎停顿。新中国成立后，吴棹仙的《子午流注说难》，承淡安的《子午流注针法》对推广子午流注起了重要作用。国内外专家学者纷纷研究，召开了专门的座谈会，引进了实验研究方法，并经实验证实了子午流注的科学性，标志着我国近年来在研究子午流注方面有了可喜的进展。

关于子午流注、灵龟八法的几个问题 高忻洙．中医杂志 1983，24（4）：45．

①子午流注不是扁鹊所传：子午流注是一种以时间为主要条件的治疗方法，它所使用的时间是以干支纪年、日、时的。用干支纪年在东汉初期，用十二地支纪十二时辰，最早也在西汉太初改朔时，要完整、系统地应用于医学，当然要经过一段相当的时间，这与扁鹊所处的战国时代不相符合。②子午流注是金代的产物，金代南唐何若愚撰《子午流注针经》，后被窦

桂芳辑入《针灸四书》，始有子午流注这个名称。③何若愚其人，有关何公的生存朝代，其说有三，元人、五代十国中的南唐国人、金人。作者认为南唐应在安徽淮南西八公山下。④关于灵龟八法的创用者，灵龟八法首见于徐凤的《针灸大全》，是他吸收了金元以来有关子午流注、八脉开穴、飞腾八法等内容加以化裁而成的。

子午流注学说的发端与形成　辜孔进．中华医史杂志 1986，16（1）：41～43.

子午流注的理论发端于《内经》，《灵枢·九针十二原篇》既阐明二十七气循经流注的意义，又说明经气流注在各阶段的状态，既说明经气流行的时间，又阐明经气所处的空间，为子午流注理论奠定了基础。子午流注理论着重于经气的流注，关于经气的流注，在《内经》中分为两种，一是营气的流注，这一流注规律后来发展为子午流注纳子法；一是卫气流注，这一规律以后发展为子午流注纳甲法。可见在《内经》中，子午流注纳甲法、纳子法已初具雏形，只不过没有子午流注这样的明确概念。

汉代随月生毁日月蚀避灸刺法，对人身元气运行轨迹的描述，特别是宋代干支象数之说盛行，十干配合脏腑等，为子午流注理论的产生准备了思想基础。晋·皇甫谧对逢时针灸有所发挥，《甲乙经》将少阴五输穴增加在阴经之内，使阴脏亦成三十腧，从而完成了五脏六腑的六十六个五输穴配备，此为子午流注的萌芽时期。

通过医籍考证，宋代以前子午流注还未产生。《太平圣惠方》《圣济总录》等宋代医学巨著中以及当时的针灸专书《针灸资生经》等均无子午流注记载，可见子午流注的产生应在宋代以后。

金·何若愚撰《子午流注针经》三卷，对子午流注针法作了全面的论述。可以说，何若愚、阎明广是子午流注针法的创始人，他们的著作《子午流注针经》中我国现存最早的子午流注专著。该书对子午流注论述有两种，一是何若愚的养子时克注穴；一是阎明广的针经井荥歌诀。阎明广与徐凤的流注图区别是癸日增加了十个开穴，使经络流注衔接起来，如环无端。

元·窦汉卿的流注八法是飞腾八法及灵龟八法的前身，窦氏应用它治疗213种病症，在流注八法基础上，结合天干开穴产生了飞腾八法，首见于元代王国瑞的《扁鹊神应玉龙经》，该法是对子午流注纳甲法的补充，早于灵龟八法一百多年。灵龟八法产生于元末明初，首见于徐凤的《针灸大全》，结合洛书、河图、文王八卦加以化裁而成，运用方面比飞腾八法更妙，病效更佳。

综上所述，子午流注学说发端于《内经》，产生于金代。

对《子午流注学说的发端与形成》一文的商榷　李磊. 中华医史杂志　1987，17（2）：114～115.

对《子午流注学说的发端与形成》一文提出了八点商榷：①认为《内经》中并无子午流注开穴方法的具体阐述。称子午流注纳甲法、纳子法在《内经》中已"初具雏形"是欠斟酌的。②子午流注具体内容与运气说中"岁运"无牵涉。称子午流注针法是把岁运时辰、脏腑经络、五输穴、原穴、疾病等统一起来的一种针法，不知何据。③《内经》营气流注规律后来发展为纳子法一说尚可成立，卫气流注规律发展为纳甲说却嫌武断。④认为金·何若愚撰《子午流注针经》，此系沿袭前人之误，应为阎明广的著作。⑤把养子时刻注穴法归属于何若愚所论是不合适的，阎明广在《子午流注针经》中未指明该法出处，而和书中养子时刻注穴法的其他论述密切相联系的则是一个不知名的贾氏。⑥《子午流注针经》中纳甲法在癸日并没有闭穴。⑦窦汉卿的《针经》（或《指南》）是刊行于1295年，不是1232年。⑧将徐凤所云："按灵龟飞腾图有二，人莫适从，今取其效验者录之耳"一句讹作杨继州的原话，文献考证亦欠审慎。

子午流注纳甲法系统理论形成时期之商榷　李秋云．中华医史杂志　1984，14（2）：85～86．

子午流注纳甲法系统理论形成时期应在金代何若愚之时，而非南北朝徐文伯之时，因徐文伯现存之医著及其有关记载并未论及子午流注纳甲法的具体内容，从其临症施用之针法析之亦不符合"子午流注逐日按时定穴歌"之特点。而金代何若愚所撰《子午流注针经》3卷，是现存最早、论述最为详尽的子午流注纳甲法的珍贵历史文献。

试述子午流注纳支法的形成与发展　府强．天津中医学院学报　1986，(4)：40～43．

纳支法根据气血在一天十二时辰中循环流注于十二经脉的规律进行择时取穴，它寓有的时间生理学及时间治疗学思想都来源于《内经》。《内经》中营卫运行之昼夜节律说成为后世纳支法气血在十二时辰中周流于十二经脉观点的原因。《内经》强调针刺必先候气逢时，认为不仅要根据季节的往复、月亮的盈亏来按时针刺或选用不同的刺激部位，决定针刺浅深和量，更应考察气之盛衰往来而行补泻的时间针法思想，为纳支法的产生奠定了基础。

《难经》统一了经脉气血的流注方向与经络，使纳支法的形成成为可能。此外《难经》对纳支法中迎随补泻手法和异经补母泻子取穴法和同经补母泻子取穴法提供了依据。至元代窦汉卿《针经指南》，王好古《此事难知》，窦桂芳《针灸杂说》等书中均有纳支法的有关内容，事实上经脉与时辰的配合关系在宋金时期已经确定，只是尚未见纳支法之称，推测纳支法肇始于宋元时期似无疑义。现存文献能见到的子午流注纳支法最早原型是明·高武《针灸聚英》所载之"十二经脉井荥俞经合补虚泻实"。

子午流注针法在明代比较盛行，但大多数是指纳甲法、在承淡安等著《子午流注针法》之前，子午流注只指现在所说之纳甲法及养子时刻注穴法，并不包括纳支法，纳支法仅以补泻法名目出现。承淡安在其著作中提出了"十二经纳支法"后，纳支法或纳子法名称始成定论。从《针灸聚英》至今，纳支法得到了不少发展，主要是：增加了取穴方法，配合了补泻手法，明确了时间概念。近年来纳支法的原理已逐渐被推广运用于灸法、服药法、气功锻炼法等。

纳支法虽是一种以时间为条件的取穴法，同时又可理解为由气血循经运行之顺序与方向、气血流注之节律、针刺时辰选择、腧穴开取及手法配合等多种因素组成的复合针法。在其形成与发展过程中，有值得商榷的地方，但它有着一定的实践基础和合理内核。

子午流注针法源流梗概　刘润茂．中国针灸　1987，7（1）：37~38.

子午流注针法在我国历史悠久，其理论起源于《内经》，该书诸多篇章对人体经脉气血循行流注的周期性规律和五输穴的含义、作用，皆有详尽的记载。《内经》中总结的这些成就，其后《难经》、《甲乙经》均有发挥，从而为子午流注针法的形成和发展提供了比较可靠的理论根据。

关于子午流注针法的创始年代问题，目前尚无正确考证，现存专论子午流针法的文献首推金·何若愚著的《子午流注针经》为最早，与何若愚同时代人阎明广著有《流注经络井荥图歌诀》，窦汉卿著有《针经指南》，元代王国瑞著有《扁鹊神应针灸玉龙经》等都对子午流注针法做过详细论述，可见该针法在金元时期很盛行，明代更是盛极一时，在明代一些主要医学著作中，如朱橚的《普济方》，高武的《针灸聚英》，杨继州的《针灸大成》，汪机的《针灸问对》等书中也都列有专章，系统记载了子午流注针法，特别是明·徐凤撰的《论子午流注之法》简明扼要地"将流注按时定穴，编成歌诀一十首"，这便是著名的"徐氏子午流注逐日按时定穴歌"，该歌使后之学者，"易于记诵，临用之时，不待思忖"，直到如今，仍为初学者入门之阶梯。1956年承淡安等撰《子午流注针法》，1957年吴棹仙撰《子午流注说难》，全面具体地介绍了子午流注针法的临床应用，引起国内针灸界的广泛重视。近年来，国内学者实验证实子午流注有一定的科学道理，子午流注针法与国外研究的"生物钟"颇为相似，这些都为子午流注针法提供了一定的科学依据。

子午流注源流考略　王鹏宇．内蒙古中医药　1987，(4)：43~45.

《内经》是中医理论的渊薮，同样也是子午流注的源泉，《内经》理论体系中的人与天地相应思想、气血运行与经络流注学说、五俞穴的特殊流注理论、阴阳五行学说及针刺必须候气的法则对子午流注的形成具有决定性影响。《难经》中五俞穴阴阳五行属性的划分、三焦主持诸气理论的提出、对五输穴名的补充为子午流注进一步奠定了理论基础。《针灸甲乙经》把五俞穴的总数补充为六十六穴，使子午流注的理论基础更趋完善。子午流注产生的年代当不晚于南北朝时期。元代何若愚所撰《子午流注针经》是目前所能见到的最早的子午流注专著。明代子午流注有较大发展，其中影响最大的当数徐凤的《针灸大全》，杨继州的《针灸大成》对此也多有发挥。明代是子午流注的全盛时期。清代虽可见于针灸书中，但多为沿袭转抄之类，无甚新的内容。至于民国年间，子午流注几乎无人问津。

子午流注、灵龟、飞腾八法发展简史（摘要）　漆浩．中华医史杂志　1988，18（4）：240~244.

子午流注、灵龟、飞腾八法等是中国针灸学的一个重要组成部分，但由于种种历史原因一直未受到重视，只能在民间流传，本文拟对其发展过程，从历史的角度，按时代顺序进行考察，以反映其历史面貌和特征。

"子午"在医书中首见于《灵枢·卫气行篇》，"流注"则见于《难经·六十八难》。确立子午流注作为学派的出现及发展则是在宋金元时期。在宋金元时期，子午流注的发展可分为两个方面，一为子午流注学术流派的形成及发展，另一方面为子午流注文献的整理。这一时期出现的子午流注专著依时代顺序为贾氏的《井荥六十首》，何若愚的《指微论》，阎明广的《子午流注针经》，吴宣的《子午流注通论》等。

　　明代的子午流注继续在此基础上发展，一方面提出了"十二经纳甲"法及"十二经纳地支"法等新的流派，并对前代内容作了补充与发展。另一方面是《普济方》、《古今医统大全》等对前代的子午流注引录。另外还出现了对子午流注持疑问及否定态度的医家。这一时期的专著有凌云著的《子午流注图说》。清代民国时期主要是对前代内容的引录，民国徐卓的《子午流注》一书对子午流注理论作了整理。1949～1987年这一时期发展较快，各种专著及论文在数量及质量上超出了前代，做了大量工作，取得了一些成果，但没有出现新的流派，基本上为初步验证阶段，同时，围绕着子午流注的一些问题进行了更深入的探讨及争鸣。

　　"灵龟"一词，首见于《易·颐初九》，后被借用到针灸学中，首见于《针灸大全》卷四。"飞腾"一词，在元代首次出现在王国瑞的《扁鹊神应针灸玉龙经》中。灵龟、飞腾八法最早称流注八穴，最早传者为"少室隐者"，宋子华及窦汉卿都只是关于此内容的传本的较早读者之一。金元时期的八法流注主要表现在窦汉卿及王国瑞的论述，前者对"交经八穴"论述，后者提出了飞腾八法。明代出现了"八脉歌病源呼吸补泻六十五法"，徐凤的灵龟八法、飞腾八法及高武的"八法飞腾十干八卦法"等多个流派。

　　清代的发展则陷入停滞状态。1949～1987年间，八法主要为临床运用与验证阶段，未出现新的流派，比之子午流注研究要薄弱一些。

　　子午流注先后出现过7个不同流派。对后世影响大的为何若愚的养子时刻注穴法、刘纯的十二经纳甲法、十二经纳地支法等、此为主流，一直沿用至今。贾氏的"井荥六十首"法、窦桂芳的"流注逐日时开穴"法,"运气定日下血气"法和王国瑞的"时日配合穴"法等对后世影响较小,构成了子午流注发展过程中的支流。

八法流注先后出现了5个流派,其中以徐凤的飞腾八法,灵龟八法为主流,对后世八法流注影响很大。而王国瑞的飞腾八法、高武的八法飞腾十干八卦法、《琼瑶发明神书》的"八脉歌病源呼吸补泻六十五法"则对后世影响较小,为这一流注发展中的支流。

由于长期以来子午流注、灵龟、飞腾八法只在民间流传,并视之为秘法,因而历代掌握运用的人不多,流传亦不广。从三法的有关专著存佚情况来看,民国以前有记载的共11部,今仅存两部,其中一部还有残缺,充分说明了三法的流传情况与社会因素及自身因素有关。在子午流注形成发展过程中存在着许多不同流派,因而在概念上经常相互交错混乱,这种情况一直延续到现在。结合历代流传情况可知,"灵龟"、"飞腾"等概念的出现,开始并无特异性,而是相互应用的。只是到了明代末期,各法已逐渐日趋完善之后,才得以有了各自特定的含义,但仍然还存在着一些民间的其他名称。

可以认为子午流注及灵龟、飞腾八法是古代人们在治疗疾病过程中,寻找取穴与时间、空间、地理、自然界气候等因素之间最佳对应关系的尝试,它的研究对于我们今天仍然有着十分重要的现实意义。

关于《子午流注针经》作者问题的一些看法 冯禾昌.中华医史杂志 1986,16(4):252~253.

《子午流注针经》是现存最早的一篇记载子午流注纳甲法的文献资料。笔者认为该书作者应是阎明广,而不是何若愚。《子午流注针经》原书刻本早已亡佚。该书内容现在只能从天一阁所藏元·至大时刻《针灸四书》残本、收录此四本针灸书内容的《普济方》及《子午流注针经》的抄本中看到。人民卫生出版社的《针灸四书》在《子午流注针经》的正文之前，据《普济方》增补了"子午流注针经序"。事实上阎明广的这篇序文，已经对著书动机、资料来源、作者姓氏等作了很清楚的交代，读了序文就可知该书的作者就是阎明广了。

从书中内容看，卷上的第一节是何氏撰，阎氏注解的"子午流注指微针赋"，从第二节开始就是阎氏所写的内容了，卷中是阎氏将"贾氏井荥六十首"整理后，写成的子午流注论述及井荥歌诀与图的内容，因此就《子午流注针经》来说，除第一节赋文为何氏所作，其他均是阎氏的著作。

何氏的《流注指微针赋》提到经络气血流注的内容，但没有子午流注运算的具体内容与方法，因此该赋虽被收在《子午流注针经》的卷上第一篇中，但不能作为最早记载子午流注针法的文献，当然何若愚也不能作为最早记载子午流注纳甲法系统理论形成时期的代表人物，更不能被认为是创始人。

推测《子午流注针经》的原来面目，应是作者在序文中扼要介绍了著书的概况和作者本人的姓氏，而在第一页书名的下方，未再重复题作者的姓氏，但在同页卷上第一节《流注指微针赋》下方，题了"南唐何若愚撰，常山阎明广注。"手抄本按惯例误将这赋名下的题名抄于书名下；《针灸四书》更是简单的抽取了题名的上半句，又删掉了阎氏的序文，以讹传讹，真作者阎明广就鲜为人知了。

阎明广著书态度严肃，在书中将吸收他人的资料交待很清楚，使何氏针赋得以流传。尤为重要的是他整理记载，保存了"贾氏井荥六十首"，在针灸史上的功绩是不能被埋没的，笔者深感有必要为阎明广正名，并希望将阎明广对针灸医学的贡献，正式载入史册。

《子午流注针经》作者里籍略考 李鼎．上海针灸杂志 1990，9（1）：32.

《子午流注针灸》一书，原署"南唐·何若愚撰；常山·阎明广注"，这是对书中首篇文字《流注指微针赋》而言，关于全书的编注工作系阎氏所为，这在他写的序中已表达清楚。

"南唐"《医籍考》误指为五代时的南唐朝代，实则南唐指的是地方，应当与"常山"一样在北方的金朝辖地。在河北真定府属县中有个行唐县，汉时置南行唐县，将行唐称为南行唐，又简称为"南唐"，这是符合旧时文人好用古名的习惯的。"常山"本是汉代设置的郡名，原称"恒山"，因避汉文帝讳而改名"常山"，其辖地在今河北唐河以南一带，后代又改置恒州、镇州、真定府等，治所在今河北正定。阎明广应是真定府人，其所以题作常山，是用了它的古名。《指微针赋》文后有句"故称泸江流注之指微"中泸江与赋名相连，说明与作者地方有关，河北定县北古有"卢奴水"，又称"卢水"，是否就是赋中所说的"泸江"呢？有待进一步查考。阎氏在序文中写道："近有南唐何公，务法上古"，"又近于贞元癸酉年间收何公所作《指微针赋》一道"，两个"近"字表示了时间、地域之近，贞元癸酉其时为金代，可知作者为金人，上述地域之释说明作者在金国辖地而不是南宋属地，故作者所在地为北方。

《子午流注针经》作者及里籍考略　国万春．河北中医学院学报　1990，(3)：1～2.

考证了《子午流注针经》中"流注指微赋"系何若愚所撰，阎明广注解。卷中、卷下内容则由阎明广撰著，全书系阎明广所编。作者认为何、阎二氏似乎素有来往，"指微赋"是何氏送给阎氏的。《子午流注针经》误以为何氏所撰，与书的编排有关。阎明广当属古常山郡境内的常山脚下，行唐境内常山人氏，何若愚当为今河北行唐县北唐河流域人。

试论运气学说对子午流注学说形成的影响　彭增福．湖南中医学院学报　1990，10（2）：60～62.

十二支化气是运气学说中客气的重要内容，其具体内容如《素问·五运行大论》所云，其中所论是天之三阴三阳，其不仅有十二年周期变化，一日之中十二时也有变化的周期规律，十二支时之化气亦同。由于天人合一，故可从一日之十二时所属地支，直接阐述人体阴阳盛衰的日节律变化规律，从而可据十二支推测人体疾病的转归过程，《伤寒论》六经病欲解时就是这一理论的最早运用。可以说，张仲景首次将十二支与人体三阴三阳有机地结合起来，他是纳支法的开创者。《注解伤寒论》又首次将十二支与人体手足三阴三阳十二经脉及其所属脏腑，用图示法对应，作者故称之为运气式纳支法。张元素《医学启源》的问世，标志着运气式纳支法基本形成，令人遗憾的是，近年来，完整系统的运气式纳支法，大有被当今纳支法取代的趋势，究其因有以下几方面：①与人们注重经典的治学态度有关。认为阐述运气学说的七大论系唐王冰伪作。其权威性可信性较之《内经》其他内容逊色，至今人们对运气说褒贬不一，而《内经》对十二经脉气血的循环次序有明确的论述，它较之运气学说从天地阴阳之化阐述人体生理、病理更科学、更有说服力，易被人们接受。②由现代研究趋势决定的，运气式纳支法只限于指导临床诊断和药物治疗，随着现代子午流注针法的兴起，反被打入冷宫。③运气式纳支法至今尚无人从实验上阐述，其科学性令人质疑也是可以理解的。

其实，两种纳支法并行不悖，运气式纳支法反映的是人体生理、病理变化受天地阴阳变化制约的规律，而现行纳支法则反映的是人体本身固有的气血循环运行规律，用现代时间医学术语来说，前者属外源性，后者为内源性。

作者认为现行纳支法是受运气式纳支法启发而成。理由之一是元代窦汉卿在《针经指南》中已提出了一些与运气式纳支法有关的内容，现行纳支法系王国瑞首创，而其父王开正是窦氏的入室弟子，受师传影响，现行纳支法有可能受了运气式纳支法启发。作者还从《医学启源》元刻本与明刻本的嬗变，《针灸四书》所论等予以论证。

关于纳甲法的形成与运气学说是否有关，作者从运气说中客运与纳甲法比较认为，二者在方法上极为相似，只是二者周期各异，前者为十年，后者为十日而已。由于客运形成的时期较早，它对纳甲法的形成有无直接或间接影响，也未可知。

子午流注发展史上若干问题的考证 漆浩．北京中医学院学报 1990，13（5）：21～23．

（1）《子午经》不是最早的子午流注著作，因为①《子午经》不是扁鹊所作，据宋代目录书考证，其成书上限为唐代，下限为宋代。宋代人赵希弁认为此书为后人伪托之作，赵为宋人，距《子午经》成书时代不远，其所持观点当较可信。②《子午经》不是子午流注专著，该书讨论的是人神流注、针灸禁忌，不涉及具体的五输穴的运用配合。③《子午经》为唐宋时期的著作，经笔者查实其文字与敦煌医学文献 P3247 号的《人神流注》相同，又与 S2620 号的《唐年神方位图》有极相似之处，前者作于唐同光四年，后者作于唐建中四年，《子午经》当为唐宋时人根据当时人神流注的有关内容编写而成。

（2）南唐应为地名，在庐江周围一带。

（3）贾氏为子午流注学说最早的传人，《子午流注针经》中援引"贾氏云"累计十数处之多，凡子午流注内容之精微处，均有贾氏出现，可见贾氏对子午流注的贡献。

（4）徐文伯不是"徐氏逐日开穴歌"的作者，该歌的作者应为徐凤。

《周易参同契》与飞腾八法 麻福昌．中医杂志 1987，28（2）：69．

飞腾八法的渊源可溯至《周易》和《内经》。其所涉及的时间观念和月节奏观念均能得到体现，可是还未形成具体模式。在《参同契》中，不但发展和完善了这种理论观念，而且还形成了具体模式。《参同契》将八卦分纳十个天干，但举甲以概其余而名纳甲。在此，它与晦朔弦望诸月象相结合故又名为月体纳甲。它出于天运自然，有时间空间和运动的统一的含义。其意思是：乾☰纳甲壬，坤☷纳乙癸，震☳纳庚，巽☴纳辛，艮☶纳丙，兑☱纳丁，坎☵纳戊，离☲纳己。在此，显然涉及月象盈亏合卦相应的太阴节律（月节奏）观念和时间观念。飞腾八法歌曰："壬甲公孙即是乾，丙居艮上内关然，戊为临泣生坎水，庚属外关震相连，辛上后溪装巽卦，乙癸申脉到坤传，己土列缺南离上，丁居照海兑金全"。对比前面《参同契》的有关论述，不难看出飞腾八法脱胎于《参同契》，《参同契》是源，飞腾八法是流。

高武对"按时选穴法"的贡献　孙吉山.上海针灸杂志 1991，10（1）：33~34.

尊崇《内》《难》，力排时弊，高武反对以时定穴，提出"使人知某病宜针灸某经某穴，当用某日某时开方针"即定时开穴法。他以元·窦桂芳的十二经配十二支说为依据，创立了"十二经是动所生病补泻迎随法"即子午流注纳支法。运用五门十变学说，创立六十六穴阴阳二经相合相生养子流注法，其与阎氏养子时刻注穴法所异者，高氏尤为强调阴阳刚柔夫妻的相合关系，从而发展了阎氏学说。文中附有高氏养子流注开穴法时干开穴表和高氏养子流注开穴法重见时纳穴表。

理论探讨

子午流注古法新解及其应用（一） 王立早，等．广东中医 1957，（7）：17~21．

子午流注起源于《内经》，扁鹊引用子午流注作了《子午经》，至明·徐凤根据《内经》而完成了子午流注疗法规律。文中收载了如下有关内容：十二经纳天干歌，十二经纳地支歌，脚不过膝手不过肘歌，井荥俞原经合歌，原穴妙用歌，徐氏子午流注逐日按时定穴歌，子午流注环周图，子午流注法表解等，以及徐凤论子午流注的内容。

关于子午流注的应用，笔者分为六点加以阐解：①引用李梃《医学入门》内容予以解释。②除按推定开穴外，配合病穴的方法来用针。③应用阳经气纳三焦以生我，与阴经血归包络以我生的规律取穴。④掌握"闭穴变开穴"（单玉堂法）的规律来用针。⑤掌握原络相配方法来用针。⑥应用夫妻相合穴。

子午流注古法新解及其应用（二） 王立早，等．广东中医 1957，（8）：13~16．

介绍应用子午流注针法治疗 21 例流行性感冒的疗效结果，并收载子午流注针法治疗痛经、不孕症、胃痛、慢性喉炎、中风偏瘫、休克、胃溃疡等六则验案。

对学习子午流注针法的三点见解 刘广江．江苏中医 1958，（4）：25~27．

一、对子午流注中几个歌诀的见解：①十二经纳天干歌，张景岳将"三焦亦向壬中寄，包络同归入癸方"句改为"三焦阳府须归丙，包络从阴丁火旁"，认为此见解正确，补编歌诀为："甲胆乙肝丙小肠，三焦丁心心包乡，戊胃己脾庚大肠，辛肺癸肾壬膀胱。"②十二经纳地支歌，按十二时辰时间分配及十二经的数字代数（肺为1，大肠为2……肝为12），得出如下公式：时数÷2－1＝某经所代表的数字（可为某经）。如：20时÷2－1＝9，即心包经所注时间。

二、对子午流注环周图，三图合一的一点见解：不仅以小时代表天干地支，而且合日互用，亦可明显看出；在使用上亦甚方便。

三、徐氏子午流注逐日按时定穴歌新编：认为徐氏原歌诀每经开穴一周均需跨两日，使用不便，故以日为主新编"子午流注按阳历日时取穴歌"。（略）

子午流注在临床应用的规律　单玉堂．江西中医药1960，(7)：2～7.

一、子午流注的意义与配合

子午流注，其源肇自《内经》，把人身十二经重要各穴，配合在阴阳五行、天干地支上，由于手不过肘，足不过膝，选择出六十六穴，掌握五腧、五行、五运六气的错综变化，推数以观象，观象以记数，考察时气变化对于人体的影响，更掌握阴阳对立、矛盾统一的规律，以按时取穴，辨证施治。

文中列出子午流注周期的化生五行表，子午流注"阴经"的化生五行表，子午流注"阳经"的化生五行表，掌握一四二五三零规律由六甲至六癸干支配合和腧穴纳穴常规表等四个表，以说明"井、经、荥、合、输"的配穴来源与"闭穴变成开穴"的推算法。如此始能构成完整无缺的"子午流注"法。文中又列出四个表，是表明由"井、经、荥、合、输"衍化而来的"井荥输经合"所构成的配穴规律，主要有母子穴、夫妻配穴、遇输过原配穴、原络表里配穴与纳穴分配于十等法。如此始能顺应阴阳，调整气血，很自然的合乎对立发展、矛盾统一规律。然后作者又将自己总结的补充开穴规律列表说明。

二、子午流注的临床应用规律

1．"子母相生，互相促进"的规律。

2. "相反相成，矛盾统一"的规律。
3. "阴阳相贯，刚柔相济"的规律。
4. "脏腑相连，表里相通"的规律。
5. "阳经气纳三焦与阴经血归包络"的规律。
6. "闭穴变开穴"的规律。
7. "阴阳相贯，同气相求"的规律。
8. "阳经遇输过原与阴经以输代原"的规律。
9. 推定"开穴"之外配合"病穴"的规律。
10. "生成毁灭，质量互变"的规律。

三、结语

子午流注是从实践中得出来的一套规律，它是客观存在的，是高度整体观念的体现，是人与自然互相协调，和空间与时间相结合的伟大创造。子午流注的运动形式，是多种多样的，是互相联系、互相转化的，因此应该灵活运用，不可拘泥形式。我们用针治病，可以按照子午流注先定"开穴"，再配"病穴"，较为稳健。针灸的用法不可专用某穴专治某病，或某病必须针某穴之局限观点来看，而应从受病之人的整体类型来观察，全面照顾，按时用穴，通其经脉，调其气血，达到对立统一、动力平衡之目的。文中最后又对纳甲法的组成、原穴使用、纳穴使用、夫妻配穴、开阖等做了扼要介绍。

对子午流注针法的解析　张一民．哈尔滨中医　1961，(4)：30~36.

笔者根据子午流注环流的顺序，把66个五输穴分为10组，每组7个穴，并以脏腑命名。按此顺序，并依照组内及组间的间隔时间连接起来，便成了子午流注环流顺序，通过对各组孔穴之间关系的解析，认为子午流注是以一个环流的方式而存在，故不能划分出起点与终点，但为了讨论方便，对起点问题提出如下看法：子午流注的起点不在甲日子时，而在癸日亥时，因癸水为生物滋养之源泉。癸日属水，亥时亦属水，起于癸亥时才能转注次日甲木，使之环流不息。每组中7个孔穴有如下关系：每组第1个孔穴为与日时天干相一致脏腑的井穴，第2.3.5.6穴与第1穴皆为依次相生的关系。在各脏腑中各多出一个原穴，本经之原穴（第4穴）于当日输穴（第3穴）开之同时并过。第7穴为本组孔穴之终点，阳日应"气纳三焦"即纳入三焦中本经之母穴。阴日开穴之各组应"血归包络"，即归入包络中本经之子穴。

表1 子午流注孔穴之分组

组别	组名性质	1 井	2 荥	3 输	4 (原)	5 经	6 合	7 三焦心包穴
I	胆组	胆井金 窍阴	小荥水 前谷	胃输木 陷谷	胆原 邱墟	大经火 阳溪	膀合土 委中	三荥水 液门
II	肝组	肝井水 大敦	心荥火 少府	脾输土 太白	肝原 太冲	肺经金 经渠	肾合水 阴谷	包荥水 劳宫
III	小肠组	小井金 少泽	胃荥水 内庭	大输木 三间	小原 腕骨	膀经火 昆仑	胆合土 阳陵	三俞木 中渚
IV	心组	心井木 少冲	脾荥火 大都	肺输土 太渊	心原 神门	肾经金 复溜	肝合水 曲泉	包俞土 大陵
V	胃组	胃井金 厉兑	大荥水 二间	膀输木 束骨	胃原 冲阳	胆经火 阳辅	小合土 小海	三经火 支沟
VI	脾组	脾井木 隐白	肺荥火 鱼际	肾输土 太溪	脾原 太白	肝经金 中封	心合水 少海	包经金 间使
VII	大肠组	大井金 商阳	膀荥水 通谷	胆输木 临泣	大原 合谷	小经火 阳谷	胃合土 三里	三合土 天井
VII	肺组	肺井木 少商	肾荥火 然谷	肝输土 太冲	肺原 太渊	心经金 灵道	脾合水 阴陵泉	包合水 曲泽
XI	膀胱组	膀井金 至阴	胆荥水 侠溪	小输木 后溪	膀原 京骨 三原 阳池	胃经火 解溪	大合土 曲池	三井金 关冲
X	肾组	肾井木 涌泉	肝荥火 行间	心输土 神门	肾原 太溪 包原 大陵	脾经金 商丘	肺合水 尺泽	包井木 中冲

表2　　　　　　子午流注的开穴时间入环流顺序

时\日	甲	乙	丙	丁	戊	己	庚	辛	壬	癸
子		前谷		三间(腕骨)		阳辅		三里		关冲
丑		行间	太白(太冲)		复溜		少海		曲泽	
寅			陷溪(邱墟)			小海		天井	至阴	
卯		神门(太溪大陵)		经渠		曲泉		间使	少商	
辰		阳豁		阳陵泉		支沟	商阳		侠溪	
巳	商丘		阴谷		大陵	隐白		然谷		
午		委中		中渚	厉兑		通谷	后溪(京骨阳地)		
未	尺泽		劳宫	少冲	鱼际		太冲(太渊)			
申		液门		少泽	二间	临泣(合谷)		解谿		
酉	中冲	大敦		大都	太溪(太白)		灵道			
戌	窍阴		内庭		束骨(冲阳)		阳谷		曲池	
亥		少府	太渊(神门)		中封		阴陵泉			涌泉

　　上下肢开穴有一定时间关系，上下肢每个时辰总开穴数几乎相等，上下肢开穴高峰时间相互交替，隔八小时出现一次高峰，一日可出现三次循环，称之为"三八间隔现象"。在灵龟八法及十二经纳支环流针中亦出现过这种现象。"三八间隔现象"的实质，表示着孔穴在针刺后兴奋性的改变及其规律。笔者认为孔穴在针刺后发生兴奋性变化，其变化大致可维持到八小时左右，孔穴在兴奋时不宜重复使用。孔穴在针刺以后，其兴奋性的改变是可以向其周围扩散的。即与其兴奋性改变的

同时，其附近孔穴的兴奋性也要随之改变。在子午流注针法开穴的规律中上下肢孔穴交替使用可避免重复刺激，故可提高疗效。

浅谈子午流注 王毅．中国针灸 1983，3（5）：38～41．

子午流注的理论来源于五运六气。五运六气也叫运气学说，是专门研究自然界的周期变化的。祖国医学认为人在自然界中是一个适应周围环境的完整肌体，外界气候的变化必然对人体经络、气血流注开阖有不同程度的直接影响，因此疾病的发生有昼夜之中不同时间的表现。人为适应自然界变化，在体内形成一种时钟般节律，随着时间的不同，阴阳各经的气血也出现周期性盛衰变化。子午流注依据昼夜的自然周期变化现象，结合十二经脉的阴阳表里、荣卫气血在昼夜循环中流注开阖，再结合疾病的虚实，相应的在人体五俞穴进行针灸治疗就是这个道理。

子午流注的主要内容：①五俞穴。②纳甲法和纳子法，纳甲法属于狭义的子午流注，用起来比较复杂，主要特点是阳日阳时开阳穴、阴日阴时开阴穴以及合日互用等。纳子法是广义的子午流注，它以每天的十二时辰作为取穴的标准，结合五俞五行的相生关系，找出生我、我生的穴位进行治疗。

笔者从1964年开始主要用纳子法，观察治疗200多例，效果很好。文中举有两例。例1．晨泻五年余，经辨明早5～7点泻时属卯时，为大肠经气血运行当至之时，根据随而济之的道理，在辰时取大肠经母穴曲池和原穴合谷，用迎随补泻手法补之，并结合艾灸命门、肾俞、大肠俞。两个疗程痊愈。例2．失眠多梦一年余，辨证为心火偏旺，肾阴不济，心肾失交引起失眠，于午时泻心经子穴神门，补肾经原穴太溪，针刺治疗一疗程痊愈。

浅谈子午流注 高玉瑨．河北中医 1982，(1)：55～56，63．

该学说起源于《内经》，但缺少具体治疗时间与推算方法的记载。形成于宋金时代，其后得到不断发展，尤其是现代时间医学形成后。但由于条件的限制，虽有大量的临床实践，其理论却只肤浅地停留在表面认识，当务之急是整理中医文献中有关内容。文中附有验案1则，男性，定时晨4时两肋痛两年，起床后减轻、经病位、病时辨析，用纳甲法，开肝经输穴"太冲"、留针30分钟，泻法，只针一次即痛止。笔者认为此病作虽在寅时，已过肝经旺盛之时，但势仍不减，故取肝经"输穴"治疗。并认为若用纳子法在丑时治疗更为理想。

子午流注针法简介 孙国杰．湖北中医杂志 1983，(1)：42～46，56．

子午流注的含义：子、午是地支符号，用以记时，在子午流注针法中，子午不仅为记时的符号，还代表着阴阳气血随时辰变化的盛衰消长情况。流注，流指流动，注指输注，这里是将人体气血循环比喻水流一样，在经络中川流不息的循环灌注。由于人体的气血按照一日十二个时辰的阴阳消长而有规律的流注于经脉之中，而人体的各种功能也随着时辰的推移发生周期性的变化，故针刺治疗亦当依气血衰旺的规律而按时循经取穴。

子午流注针法的基本组成，包括天干、地支、阴阳、五行、脏腑、经络、五输穴等内容。文中重点介绍了天干、地支的组成及与脏腑经脉的配合关系。年月日时干支的推算内容也做了详细介绍。

子午流注针法中几个规律性问题：①阳干必配阳支，阴干必配阴支。②开穴先从值日经井穴开始，其后按时生时、经生经、穴生穴的顺序开穴。③返本还原，当开的穴位是输穴时，一定要同开值日经的原穴。阴经无原穴，以输代原。④阳经气纳三焦与阳经纳穴他生我，阴经血归包络与阴经纳穴我生他。凡阳经最后要开三焦经上一次，叫气纳三焦。凡阴经最后要开包络经上一穴，叫血归包络。具体开何穴？按阳经纳穴"他生我"，阴经纳穴"我生他"规律选穴。⑤阳进阴退，阳进指天干为阳主进，阴退指地支为阴主退。阳进阴退的原则只适用于开井穴。

子午流注针法的临床应用：先推算患者来诊时的日时干支，再结合十二经脉流注和五输穴相生规律顺序开穴，对开取的穴位与病情不相适合时，可选配一些与病情相适宜的穴位进行治疗。以上为纳甲法的运用。纳子法是按时循经取穴和补母泻子取穴。

试论时间针灸学　孙会文．吉林中医药　1982，(2)：12~14.

时间生物学的中心思想是：生物界的一些活动具有周期性的变化规律，这种变化与时间密切相关。近20年来，将时间生物学引进现代医学，用于人类疾病的诊治及预防，这就是时间治疗学，它已成为一门新的临床科学。而时间药理学则是时间治疗学的一个分支。

笔者由时间药理学启示，探讨针灸的施治时间与人体的关系，用现代科学知识阐述针灸原理，促进了针灸学现代化，这就是本文的论题——时间针灸学。

早在春秋战国时期，祖国医学对于人体、针灸、时间三者间密切关系已有精辟的见解，我们要继承这一遗产，要用现代科学来研究它，探讨时间、人体、针灸三者间的本质联系，寻求最佳时间针灸，这就是时间针灸学存在的意义，它是时间治疗学的一个分支。实践检验时间针灸学是科学的，笔者举出了大量实例予以证明。并介绍了时间针灸学的实验研究情况和有关时间针灸学在病因的认识、疾病的诊断、疾病的治疗、预防疾病等方面的展望。笔者认为时间针灸学的研究、现在仅仅是个开头，还有许多难题等待我们去解决。展望未来，时间针灸学预示了针灸研究的重大突破。

谈子午流注学说　冯润身．内蒙古中医药　1983，(4)：32~35.

子午流注学说是专门讨论人的气血按时间有规律的循行于经脉之中的理论问题，是讨论由气血流注而形成有的常、病、诊、治、防的时相特点。因为子午流注对医学有广泛的指导意义，有系统的理论及学术特点，所以我们把它称为学说。

在《黄帝内经》、《针灸甲乙经》之后的历代医著中，大都漠视了子午流注学说的广泛意义，只把子午流注学说局限在子午流注针法方面，湮没了子午流注学说对常、病、诊、治、防的指导意义。由于以往基础薄弱，发展方向和学术范围不够明确，致使子午流注的应用和研究限于"平面旋转运动"。把很多"功"耗在推演开阖的无效重复方面。在国际上，生物钟说、时间生物学的发展给子午流注学说的研究提供了有力的证据，但它不能代替我国的子午流注学说，这不仅是它们在理论等方面，而且在实际应用方面均与该学说不同。关于子午流注学说是运气学说的一部分的说法值得商榷，二者理论上有内在联系，实际上是迥然有别的两种学说。

关于子午流注学说的理论研究，应首先进行文献整理、挖掘，发扬其科学内容。把子午流注作为一种广义的，包含人体常、病、防、治等内容来研究。并不放弃流注针法的应用和研究。子午流注学说是以经络为基础的，研究该学说，必须要正确认识经络。子午流注理论研究的道路是很宽广的，如人体营卫气血的运行和脏腑时态的关系，脏腑时态与免疫学、发病学的关系，人体各种功能的周期性规律和自然环境因素的关系，病理过程中时间因素的作用；证候时相的病理机制问题，流注时态在辨证过程的意义；施治时间的优选在病理生理学、治疗学的理论问题；各种按时投药的效应特点问题，按时取穴针灸的效应机制问题等，都对丰富中医学术有重要意义。

关于子午流注学说的临床应用研究，在方法上应当注意临床对比观察。按时施治是研究子午流注学说较有基础和比较容易入手的方面。几种按时取穴法所开穴位究竟哪一种临床疗效更好，更能显示值时开穴的特异性，需要多方面从临床加以验证。在临床研究中，还要注意失败的，或起反作用的一面，其往往能给我们以重要启发。

关于子午流注学说的实验研究,应努力寻找适合本课题的具体实验手段,力求先进当然必要,日常应用的实验诊断也不可忽视。对现代实验手段应正确评价,利用它能显示一些情况,解决一些问题,但它对完全揭示人体及其与自然的整体性奥秘,还有一定的限度,因此,对其实验结果,现在只能视为提示。

生命节律与时态医学——子午流注学说初探 李旭,等. 内蒙古中医药 1983,(4):36~38.

气血在人体内除了按照十二经之间的表里、从属关系,沿着一定的顺序循行之外,气血的分布与输注,有两种基本的调节形式,一是根据体内各脏腑器官的机能状态和生理需要不同而进行的随机调节;二是气血在经脉中的流注,随着时间的推移,昼夜的更替,按照一定的顺序而出现此经盛而彼经衰,彼穴开而此穴合的周期性改变。由于人体生理机能活动在不同的时间状态下具有规律性变化,这种变化必然影响到人体的病理变化过程。子午流注学说正是强调了人体在不同的时间状态下的生理病理变化规律,并在疾病的治疗中,把时间状态作为一个特定的因素加以考虑,这种把时间与医学相结合的研究方法,作者暂称之为"时态医学"。文中对子午流注有关问题作了九点探讨。子午流注学说的科学性,表现在它是建立在朴素唯物论与辩证法的基础上,是对人体生理机能活动与时间因素的关系的模拟所建立起来的结构模式,子午流注学说提出了一个科学的命题。该学说在推算开穴时是以特定的时间来决定的,而绝对的时间是永远找不到的,现在子午流注针法所使用的按年、月、日、时的干支甲子、逐日循经开穴的方法值得商榷。即使我们假设其他方面都是正确的话,而仅仅在时间的问题上,就可以使我们推算出来的结果被全部推翻。

对子午流注学说的研究,作者提出了几点设想:①肯定该学说是一个科学的命题,在此基础上深入研究。②首先应以中医固有理论研究该学说。③尽可能利用现代自然科学所能提供的各种手段和方法。④必须引进相对时间概念，开始时尽量缩小时间的范围，如着重研究在一日二十四小时（或十二时辰）中，人体内脏腑、经络、腧穴的生理状态，建立起在一日不同时间内各种生理指标和参数的变量及其规律，使子午流注学说研究进入一个新的阶段。

时辰针灸疗法 50 例分析 彭荣琛．贵阳中医学院学报 1982，（1）：35～37．

时辰针灸疗法主要包括八穴法（以灵龟八法和飞腾八法为主）、流注法（以子午流注法为主）两种。本文从《针灸聚英》等 5 本著作及《灵龟八法的临床应用》等 4 篇文章中录取 50 例病案加以分析：①方法：单纯使用时辰针灸疗法的为 16 例，同时加用其他病穴或方法的为 34 例。②病种：此 50 例包括 11 个种系的病种，且还有一些急性病和传染病例，如感冒、乙脑等。③疗效：此 50 例中痊愈和基本痊愈、当时症状消失者为 41 例，好转 9 例；治疗次数 1～3 次者 27 例，4～7 次 14 例，8～10 次 5 例，11 次以上 4 例。④时穴与病穴：时辰穴位的功能与该穴作为病穴时的功能基本相合，50 例中功能相合者 37 例，功能不相合者 13 例，说明时穴的治疗基础就是病穴的功能。作者认为时辰针灸疗法值得进一步开展研究。

子午流注针法的临床运用及体会 管遵惠．第二届全国针灸针麻学术讨论会论文摘要 1984，95．

本文简介管正斋老医师运用子午流注针法的临床经验，结合作者学习体会，对子午流注针法内容的组成十法、纳甲法开穴的五穴规律、纳甲法开穴常用的八种方法，做了简要提示。通过病例分析，着重阐述了子午流注针法提高临床疗效的五要素：①脏腑、经络学说是子午流注针法的理论基础；②经络辨证是子午流注针法的主要辨证方法；③选择开穴、配穴是子午流注针法的关键；④恰当的补泻手法是子午流注获取疗效的重要条件；⑤掌握子午流注针法的基本原则及灵活运用。文末附管老医师早年绘制的子午流注环周图,以供临床运用参考。

子午流注学说对病和证的针治规律 陈佃夫．第二届全国针灸针麻学术讨论会论文摘要 1984.93.

依照经络流注的时间规律循环开穴是子午流注针法的特点,而辨证施治是中医治病的基本原则,要使二者有效地结合应用必须辨明是证或是病,及其关系。对于"证"应该侧重施用子午流注针法,对"病"应侧重施用一般针法。如"证"、"病"并有,则两种针法配合应用。这一规律早为子午流注学说的近代倡导者——吴棹仙氏（1957）所循用。子午流注针法之所以对"证"有较好的疗效,主要是它能依经络气血流注的时间规律疏调气血。作者依此规律,提高了针治的疗效。

介绍一种比较完整的子午流注针法——移光定位法 周楣声．安徽中医学院学报 1984,（2）：45~48.

原有的子午流注配穴法存在着严重缺陷：在 10 天当中有 10 个时辰的大缺口。原来的子午流注每日都是阴经交于阳经,或是阳经交于阴经。阴经的腧穴起于阴日阴时,终于阳日阴时,阳经的腧穴起于阳日阳时,终于阴日阳时,这样每经开旺起止只有 11 时辰,每日阴阳经交接一次,每次差 1 时辰,最后交到癸日就空下了 10 个时辰。因此肾经的流注就不可能起于癸日的癸丑,而是提前 10 个时辰起于癸亥,无法与甲日的戌时相交,难道人体生理循环到此即能中断吗？十二经流注互相跨越不能与当日的日干相符,不能从当天的时干中马上找出应开时穴,而是要从前一日往下推,也是重要缺点之一。

移光定位法和子午流注一样,也是运用生物活动的节律周期与干支五行的运转周期相配合,按日按时开穴治病,所不同的是移光定位的脏气周期与干支周期首尾一贯,可以从当天的时辰当中马上找出应开的时穴。

所谓移光定位；光,乃是日光和月光；位,乃是孔穴的位置。即根据日光和月光的移动规律,取相应的孔穴针灸治病。

可见，移光定位的学说见解，既与生物节律内外界环境统一性的基本规律相符合，同时也是子午流注针法的真正根源。笔者先祖遗著《金针梅花诗钞》中载有"移光定位"一法，在文中予以介绍：其要点如下：

①天干与脏腑相配的关系仍以传统法为准。②纳穴仍是阳日气纳三焦，阴日血归心包。③仍以12辰应12时穴。④阳干配阳经阳时，阴干配阴经阴时。⑤阴经的六个原穴分别采用中都、通里、公孙、列缺、水泉、内关以代之，而不再以输代原，共为72穴（合原有66腧穴）。⑥阴干或阳干值日，每日均有6个时辰无穴可开。如为阳干之阳日阴时，取阴日五输穴补之，反之亦然。⑦值日经穴与当日的天干相应，值时经穴与当时的脏气相应，纳穴则与气血的阴阳相应。并据开穴与病相宜决定是否配用病穴。

文中附有"家传移光定位针刺心法歌"、"移光定位针刺心法表"。

子午流注原理探讨　张燕华．云南中医学院学报　1986，9（2）：7~10.

"天人相应"包括了诸多方面的内容，而子午流注则是突出地强调昼夜晨昏的日时变化对人体气血活动的影响这一侧面，并由此而发展起来的更加深入，更加具体的择时针刺的选穴方法。它源于"天人相应"，但对自然的认识却更为深刻、明确。

子午流注其原理是根据三个方面的理论确立起来的。即气血按时流注、经穴功能按时旺衰和选择针刺时机，这三者相互联系，又层层深入。气血按时流注是子午流注的理论基础。在漫长的进化过程中，人体适应了地球运转引起的物理环境的周期性改变，气血流注状态，乃至于各种功能都无不与之相应，发生周期性变化，表现在十二经脉，就反映在气血于平旦寅时，出自中焦，注入肺经，一时一经，依序循环，现代研究初步表明气血循行确有较为固定的时间规律和一定的物质基础。经穴功能按时旺衰是子午流注按时选穴、择时而刺的理论依据。对于某一具体的经穴来说,其功能在某一时刻的旺衰,决定因素之一是以该时刻流经该处的气血状况为转移的。由于气血呈周期性循环流注,经穴中气血呈周期性旺衰改变,其功能也就必然有周期性的按时旺衰的变化。这些经现代有关实验研究已初步被证实。选择有利的针刺时机,是子午流注的基本选穴原则。针刺能否达到调整阴阳平衡的目的,机体所处的功能状态很重要,由于机体的功能状态,必然反映于与之相应的经穴之上,而经穴功能又有按时旺衰这一特性,所以针刺效应和结果就必然有时间的差异。从文中所绘示意图看,正是由于气血流注,经穴功能是由外在的时间所决定,所以在实际进行针刺时,就可以撇开分析气血流注、经穴功能状态等中间环节,直接用十二时辰的时间作为反映机体内部的指标,来确定针刺时机。笔者临床用子午流注按时循经取穴法与一般辨证取穴法对比治疗 14 例中风病人,重点观察病人的得气效应和肌力恢复情况,结果证实按时循经取穴组 7 例病人中得气效应强者占 58%;一般辨证组 7 例病人中占 28.6%。按时组肌力恢复平均 4.6 天增长一级,辨证组平均 10.5 天增长一级,两者疗效有显著差异($P<0.05$),说明子午流注择时针刺确有较强的得气效应和较高疗效。

关于"时穴"与"病穴"之我见 彭荣琛. 贵阳中医学院学报 1981,(3):37~39.

所谓"时穴",即指在子午流注、灵龟八法、飞腾八法中,按时辰所选取的治疗穴位。所谓"病穴",即指不考虑时辰的影响,仅针对病症而选取的穴位。时穴不是万能穴,有人误认为所谓时穴,就是不管什么病,只要是在某个时辰内就一律用该时辰的穴进行治疗。笔者认为时穴也是种病穴,时辰所赋予它的不同之处,仅仅是它的个性——疗效最好而已。高武就曾认为,在使用时穴时,亦应按病取穴、按时用穴,不存在万能穴现象。可见时穴就是具有最佳疗效时间的穴位。这种时穴就是病穴的看法,在古代医籍中已有记载,如《针灸大成》、《针灸聚英》中均有论述。

《子午流注针法》曾解释过时、病穴关系。笔者在所接触的针灸专著中，并未见到将"时穴"或子午流注、灵龟八法、飞腾八法夸大到功能无限的程度。恰恰相反，除了时穴以外，无不配用病穴。时穴与病穴相配伍的方法与中医辨证论治思想是一致的，与方剂君臣佐使的配伍思想也是一致的，针对主症与兼挟证而选用各种不同的穴位是有必要的，否则只有时穴而不用病穴，就会结茧自缚，使治疗受到影响。

病穴与时穴没有决然不同之处，病穴能否发展成时穴呢？笔者认为，只要时穴与病穴没有本质的差别，就有可能形成这种变化。从时穴的角度出发，所谓病穴不过是闭穴而已。穴位处于闭穴时也并非毫无作用，除了疗效上的高低之外，时、病穴亦无截然不同之处。古代医家为了扩大子午流注的用法，将过去阳日只在阳时开穴，阴日只在阴时开穴的规律，发展为合日互用，将闭穴变成开穴，就可以进一步说明闭穴是可以发展成为开穴的。笔者从子午流注、灵龟八法、飞腾八法所取开穴不一致来说明时穴与闭穴、病穴的关系，从而进一步说明时、病穴可互相转化的问题。对目前的时穴以外的穴位没有变成开穴的主要原因，文中也进行了探讨。

流注医话四则　曹一鸣，等．天津中医学院学报　1984，(4)：42～43．

金·窦汉卿《标幽赋》云："一日取六十六穴之法，方见幽微；一时取一十二经之原，始知要妙"一句，意示金·何若愚所创之"养子时刻注穴"针法。昼夜十二时辰合滴漏计时百刻，共开六十六穴，每二十四分开一穴，故曰：一日取六十六穴之法，方见幽微。因一时开六穴，每时辰均有所过之原穴，且可不取他穴，而径开原穴，故曰：一时取一十二经之原，始知要妙。此两句一十八字，已概养子时刻注穴法之精髓。"逢输过原，"因气血流至输穴必过原穴，故针开输穴时必同开原穴，阴经无原，以输代之，亦称返本还原。纳甲法每逢开输穴时，必过本值日经之原穴。养子时刻注穴法则随不同时干所属经络兼过原穴。"阴井木阳井金"，阴经井穴属木，阳经井穴属金，因举手直立，十二经走向为阴升阳降，故阴经始于木，取象木气主升；阳经始于金，比类金性主降。"金不克木"，五输穴阳经井穴之金不克阴经井穴之木，因阴井属乙木，阳井属庚金，乙属阴，庚属阳，以乙木之阴柔御庚金之阳刚，此阴阳相合，刚柔相济之理，故金不克木而反相合矣。

单玉堂老师按时取穴规律的临床应用 张立，等．北京中医学院学报 1988，11（1）：44～45.

单老擅长运用子午流注及灵龟八法，其临证常用的规律有如下数种。

一、阳进阴退的规律：从十本日经开井穴的时间来看并没有按肺手太阴在寅时开井穴，而是甲日戌时开胆窍阴，甲为天干阳数第一字，戌为地支阳数最末一字，甲戌相配构成阳进阴退的规律，天干返本还原，地支逢空开穴。惟癸日不由癸丑时而必由癸亥时开穴。因流注至壬子时，应交癸日癸丑时，但在这时反由癸亥时起井穴，亥是地支最末一字，宜与癸合，而流注终于癸酉中冲空仍与甲戌时窍阴穴相交，以构成循环不息的规律，故癸日必须起于癸亥时。

二、母子相生互相促进的规律：按十二经脉及穴的五行属性，按其阳日阳经开穴，阴日阴经开穴，经生经，穴生穴。

三、阴中有阳、阳中有阴，刚柔相济的规律：例如甲胆阳陵泉合土与脾之太白输土相合。或是甲日胆经可取脾经穴位来用，其他依此类推。

四、脏腑相连、表里相通的规律：它以经络五脏之原穴与六腑之络穴相配，或是腑之原穴与脏之络穴相配，治疗本脏腑之病。

五、闭穴变开穴的规律：纳穴之后见甲寅、甲午、丙辰、庚午、壬辰、壬申、乙巳、乙未、辛巳、辛酉、癸卯、癸未，都是闭时无穴可开，如果掌握一四二五三规律，则闭穴可变开穴。即将井荥输经合按六甲六乙六丙六丁等六六学说以及易掌经的顺序，按次排列成一四二五三的规律。

六、阳经遇输过原，阴经以输代原的规律：阳经有原穴，阴经无原穴以输穴代之。

七、按时取穴与配合病穴之规律：按时取穴通其经络畅流气血，扶其正气，再配病穴直接作用于病邪而达到扶正祛邪的目的。

八、流注纳甲法与八法同时并用：先开八法穴然后再开流注穴，八法八穴是奇经八脉主要穴位，与正经互相联系。先刺八法调其全身经脉，再配流注时穴，亦是达到扶正驱邪的目的。

九、上病取下、下病取上、左病取右、右病取左的治则：经络之间互相联系，互相贯通，气血上下流动周而复始，八法穴均为上下相通。

十、按时取穴母子相生规律。

文中又举单老验案二则。

子午流注针法的配穴方法　许崇远，等．山东中医杂志1984，(3)：1～4．

①时穴配病穴法，临床除按时针刺其气血当盛的开穴外，再根据辨证采用循经取穴配针适当的病穴。②子母相生配穴法：除针刺当时开穴，再根据流注法时生时、经生经、穴生穴的规律，配针上一时辰所开的母穴或下一个时辰所开的子穴。③夫妻相合配穴法：夫穴开时配针妻穴、妻穴开时配针夫穴，穴取夫妻相配，经取夫妻相合。④遇输过原、输原同开配穴法：气血流注至输穴必同过值日经原穴，输原同在一个时辰内开穴，阳经有原，遇输过原、阴经无原，以输代原。⑤脏腑表里原络配穴法：针十二经原穴时配针表里经的络穴。⑥阳经气纳三焦，阳经血归包络配穴法：同时针井、纳两穴、开井穴时配针纳穴，开纳穴时配针井穴。⑦阴阳相贯、同气相求配穴法：脏腑表里经五输穴五行属性相同

的穴，在同一个时辰内并用。⑧五门原合配穴法：遇过夫经原穴时配针妻经合穴，遇过妻经原穴时配针夫经合穴。⑨子午流注纳甲法与纳子法联合应用配穴法：先开纳甲法，再开纳子法。

从生物周期看子午流注理论的意义 赵建础．陕西中医 1980，(2)：1~3.

生物体的周期现象与子午流注里类比人体气血盛衰按时辰周期循环的节律相类似，子午流注关于人体气血按时辰周流灌注的思想是强调了机体内部存在着固有的周期性节律。挖掘、整理和提高并系统地研究子午流注的理论规律，对正确认识机体固有的生理周期性变化的动力学特点，在这样的水平上来寻找和认识经络本质是有重要意义的。

试述子午流注学说的科学内涵 李文选．宁夏医学杂志 1986，8（2）：123~125.

作者汇集古今中外的有关文献资料，从人与自然的关系、人体节律与生物钟、气血盛衰的物质基础等三方面，探讨了子午流注的科学内涵。认为：①子午流注针法是根据自然对人体的影响，依照气血在十二经脉中的运行往来、盛衰、顺逆作出表里开合的法则，以时间为主要条件，按时开穴的一种配穴方法，是建筑在经络气血学说之上的一门古典时间医学。②气血在经脉和腧穴内的有序流注，是生理钟在机体内的一种表现，子午流注即被外国学者称为"中国钟"，其变化周期可有昼夜节律（如纳子法）、五日节律（如两定法、飞腾八法和合日夫妻互用取穴）、十日节律（如灵龟八法）等多种形式。③实验研究初步证明了子午流注的盛衰开合是确有其物质基础的，其理论内核是科学的、合理的。

子午流注与人体节律 刘苂文．辽宁中医杂志 1987，(10)：7~9.

古人观测到日月星辰的运行是有一定规律的，进而依其规律制造出岁、时、节气的时序，认识到一年四季的气候变化对人类生命有一定的影响，并不断总结与自然斗争的一些体验，才产生了"人与天地相应"的观点，人体节律的形成正是"天人相应"的具体体现。子午流注也就是在这个基础上逐渐推演出来的。总起来说，是建筑在人体气血运行与自然的运动变化规律相适应基础之上的。文中介绍了古代有关人体气血流注的时间性，并提出了年、月、日等不同人体节律。年节律介绍了五脏与四时相应、脉象应四时节律等。月节律介绍了月经周期与月亮盈亏的相应等。日节律介绍了人体昼夜阴阳消长转化等。笔者认为经气的运输，腧穴的开合，就是不断进行着的通信传导活动。子午流注针法按时取穴，就是从信息质和量上来选择最优的信息，使信息不受干扰，保证信息传递准确、迅速。从而达到扶正祛邪的目的。可见子午流注针法是有其科学内容的。

子午流注针法与生物钟——时间治疗学　刘士杰．河北中医　1981，（2）：13~15．

本文分三个方面介绍了子午流注针法：①子午流注针法形成及其特点，子午流注源远流长，首载于《内经》，扁鹊增添心经五穴，著有《子午经》，徐凤将十二经依表里关系纳入"流注图"，使子午流注针法进一步系统化，遂成按时取穴，辨证施治之一大法。杨继州在《针灸大成》中进一步加以完善。子午流注之法系阐述气血运行及所经穴位开阖规律的大法。首先，它强调时间性，气血在十二经内循行，某时经过某穴，以其开阖，定其当刺与否。其次取十二经之穴，上肢不过肘，下肢不过膝，行针安全方便。②临床应用的体会，介绍了用按时取穴针刺法治验的三案，例一为原因不明的定时发热，每日上午补阴之荥，选其中一开穴配用大椎或身柱（泻），每日两穴，共五次而愈。例二原因不明腹痛，补阳之合，刺其开者，配上、中脘刺治而愈。例三骨折后腹胀、取脾、胃、大肠、肺经之开穴，共四次病除。③子午流注针法的科学性，生物界周期现象很多，人体中也有明显的生理周期性活动，一旦调节失灵，便会产生有明显周期性的或生理周期被破坏的疾病，子午流注针法乃是在疾病周期现象的基础上形成的时间治疗学，有一定的客观根据，并非完全是数字推理，当然其真理性有待现代科学方法的证实，这正是需要努力发掘之处。

子午流注学说与生物钟——试论最佳针灸、投药时间与疗效的关系 王立早．福建中医药 1989，20（4）：41～42.

祖国医学十分重视合理选择服药的最佳时间，强调根据病变经脉按时服药，按时施治。如《重订严氏济生方》。举二方为例：其一：茸珠丹治心血虚少证，药用鹿茸、朱砂、酸枣仁，于午前卧服。本方入心及心包经，所言"午"指日中，此时手少阴心经气行午时；"卧服"指将入睡前（晚7～9点戌时），手厥阴心包经气行于此时。本方补益气血，定午前卧服（午戌二时辰），以治痼疾，可获良效。其二：半夏猪苓丸治梦遗白浊症久治不愈者，于申未间冷酒下。白浊症与膀胱经、小肠经关系密切，膀胱经气行于申时，小肠经气行于未时，故于申未之际服药，以疏经气，可增强疗效。

饭前半小时服的药：①抗酸：苏打片、海螵蛸、瓦楞子、牡蛎、龙骨、胃舒平、氢氧化铝等，服后可中和胃酸，并能在胃中形成一层保护膜，避免食物的刺激。②收敛药、吸附药、利胆药等，奏效迅速，本身又无副作用，如龙胆泻肝丸、舒肝丸、人参健脾丸、人参蜂王浆、红霉素片等。③苦味健胃药：如龙胆大黄合剂，应于饭前5分钟服用。④止泻药：如参苓白术散、矽炭根、次碳酸铋、复方新诺明等。

饭后半小时服的药：饭后胃及小肠有食物，可减轻药物刺激，凡是刺激性大的药物，如镇痛片、保泰松、阿司匹林、消炎药、呋喃妥因、铁剂、三溴片剂及稀盐酸、氯化钾（氨）等溶液剂，宜在饭后服。助消化药也应在饭后服，如山楂丸、六神曲、食母生、胃蛋白酶合剂等。

清晨空腹服的药：①利尿药：五苓散、五皮饮、茯苓导水汤……，氢氯噻嗪、氯噻酮、安体舒通等片剂，服后约 1 小时出现利尿作用。②峻泻药：如芒硝、巴豆霜、硫酸镁、蓖麻油等，对胃的刺激性强，作用迅速，服后 4~6 小时泻下，为避免影响睡眠，上药宜早晨空腹服。

睡前服的药：①缓泻药：如大黄、二丑、番泻叶、果导片、一轻松、蜂蜜、大小承气汤等，只刺激大肠，一般服用药后 6~12 小时才排出软便，所以应在睡前服，以利早晨排便。②安眠药：如安神补脑液、炒枣仁、安眠酮、冬眠灵、利眠宁、水合氯醛、安定片等。

浅谈子午流注与生物钟　张永新．黑龙江中医药　1991，(4)：44~45.

子午流注规律虽然复杂，但还是有规律可循的，不论哪条经、哪个穴的气血盛衰都是周期变化的，恰似新兴学说"生物钟"，生物体的这种"时钟"机能就是生命运动的内在节律性变化。当"生物钟"失调的时候，说明生物体内生理活动受到内、外各种因素的影响，这时机体可能会出现病变。从子午流注角度讲，是气血运行失调，若能掌握腧穴的开合时间，抓住治疗时机，施以适当的手法治疗，便可祛除病邪，调整气血运行，即又拨正了生物钟。所以十二经脉气血的运行也是生物钟的一种运动。

子午流注不仅反映生理情况，亦可反映病理状态，与病理定位律有关，现代的定位律是指：遗传基因使人们继承了祖先的某些特征，在每个特点上还携带时间的遗传信息，由于每个人出生时已携带具有病理定位信息的空间信息，那么后天某一时间发病就未必出于偶然，由此可知空间时间信息对后天的影响。如有许多遗传性精神病人，多到一定年龄才发病，从遗传学角度来看，也是研究探讨子午流注的方面之一。

昼夜节律与传统针刺法　王友京译．国外医学．中医中药分册　1982，(2)：40~42.

采用把现代医学的研究结果与古代传统医学进行比较的方

法，将有关肾、肝、心、肺、脾等五脏的昼夜节律的研究及其与子午流注的联系予以综述，对五脏的研究证明，它们固有功能具有显著的昼夜节律性，这些节律性与传统的针刺法子午流注相等。应用肾小球滤过率和肾血流量两项肾功能指标对一组健康受试者的研究表明，其峰值在下午5点半，十二小时后即上午5点半为谷值。应用胆汁流量、胆盐、胆固醇、磷脂的浓度和肝脏各种酶活性，证明肝的昼夜节律，在啮齿动物所进行的研究表明上述指标午夜呈现峰值，中午活性最小。心速率研究发现上午11时至下午1时之间突然上升，夜11点至12点之间急剧下降。肺的节律研究采用了气道阻力为指标，发现气道阻力同胸内气体和压力差的高峰是在上午5点钟。脾经控制胰的功能，已证明胰岛素对口服葡萄糖和对静脉内注射甲糖宁的反应上午9点比下午3点或8点为高，与此相反，胰岛素敏感性试验表明，上午比下午反应大。

笔者认为把东方的理论与西方的科学事实进行比较是有价值的。

丘脑神经元理论、五行学说及传统针刺的逐日按时取穴法
梁国伟译．中医药国外资料摘译　1982，(3)；36~39.

丘脑神经元理论尽管很简单，却能解决许多传统针灸学中复杂的理论和原则，并符合许多现代科学的事实和观察，作者以丘脑神经元理论解释了子午流注纳甲法、纳子法开穴顺序与周期。

在丘脑人体缩像上有两种经气运行的系统，其一为纵向循环系统，十二经首尾相接成环，经气沿此环周流不休，全环分为十二段，每段代表一条经络，而全环运行的时间将是二十四小时。其二为横向循环系统，经气以螺旋径路从一条经跃向另一经，其速度较慢，循环一周的时间将是十天，每当经气或神经传递到达代表66穴之一的丘脑人体缩像上某一神经细胞群，此穴位疗效将格外显著。作者认为即便此理论被证明是不准确的，其仍可在针灸临床上作为概念化和类比推理的极其有用的模式。

《内经》针刺治法的因时制宜思想　胡剑北．云南中医杂志　1985，(4)；4~7.

针刺是中医治病的独特手段，注重时间因素更是针刺治法的特色。《内经》从针刺取穴到针刺手法的运用均很重视"因时制宜"。主要为：因季而宜，取穴针刺。《内经》主要提出针刺部位的深浅与取穴因季而宜的要求。《内经》要求春刺在经脉，夏刺在孙络，秋刺在皮肤下，冬刺在骨，这里经脉、孙络、皮肤下、骨等分别表示了针刺部位的深浅。关于取穴：《内经》认为春取荥，夏取输，长夏取经，秋取合，冬取井等不同是因季节变化不同的需要。因月亏盈，针刺补泻：《内经》中记载了大量的关于月亮的生盈亏空对人体脏腑气血功能活动的影响的内容，并据此提出因月盈亏施针的要求。针刺治疗一般宜在月生、月满时进行，针刺补泻手法也要因月而宜，月生无泻，月满无补，针刺穴位数及施针次数也宜视月增减，月圆时适当增加，月生、月空时适当减少。因病而宜，适时针刺：由于自然环境等周期性变化的影响，人体某些病变呈现节律性。《内经》既对各脏腑病变的一般节律性进行了探索，又对某些具体病变的节律性做了仔细观察与研究，从而提出了因病而宜，适时针刺的方法，倡导医家针对疾病节律性变化，或先而截之，或病作时攻之。实践已证明按照病理节律适时施治，具有一定的临床运用价值。因经气衰旺，择时针刺：《内经》认为，气血在人体经脉中流行不止，并受自然变化的影响，其运行有速度，其循行有周次，气血于各脏腑经脉中循行流注在时间上有盛衰之异。对实证用泻法应在经气正好流注该经时进行，对虚证用补法应在经气刚刚流过该经时下针等。

文中还对《内经》每一按时施针的法则引用现代实验与临床研究结果来说明其提出的依据的科学性和临床应用价值等。

针法运用中的辨时论治　瞿岳云，等．辽宁中医杂志　1986，(9)：34~36.

介绍注重时间因素的子午流注针法。①纳子辨时针刺特点：主要是以十二地支时辰的演变规律为主而开穴针刺。即不论哪天属何天干，也不论每个时辰配合什么天干及时辰所属的阴阳，而仅以一日十二时辰气血流注的顺序一个时辰流注一经，用五输穴井、荥、输、经、合五行属性的母子相生关系，按照"虚则补其母，实则泻其子"的补母泻子法取穴治疗。②纳甲法辨时针刺特点：它是由天干、地支、阴阳、五行、脏腑、经络以及膝肘以下的五输穴结合组成一组逐日辨时开穴针法。③时间针法与"北京时间"：以子午流注为代表的中医时间针法，是以当地时间为条件的一种取穴、配穴方法，即以太阳与地球的关系而确定的时间，若一律都用"北京地区时间"，就会使时间针法的时间条件产生误差，关于北京时间换算地方时间的方法，于致顺拟定一个公式：北京时间＋4分×（当地经度－120）＝当地地方时。

子午流注服药法初探 仲伟臣．山东中医杂志 1983，(5)：6～7．

子午流注，即把十二地支作为时单位，来观察人体某部即时的气血流经和灌注情况的学说。它不是主观臆造的，而是从实践中来。历代先贤多将此理论用于针灸。"气至才有效"，乃为针灸各家所公认。笔者认为，子午流注理论在临床用药时间的选择方面也有很大的价值。

经穴开时，如潮之涨；气血当盛，正气充足，如外邪较重，邪正斗争激烈，症状就会明显地反映出来，或发热，或疼痛，或喘咳泄泻等症均较明显，此时当以祛邪为主，临床行气、化瘀、导滞、化痰、开郁、散结、清热、泻火等法，均可选择应用。当然，即使在经开之时，亦有症状不显之例。大凡实证，通过脏腑定位，在其经开之时，宜泻其有余之邪，邪去正安，泻中自然寓补。经穴合时，如潮之落，气血渐衰。虽有外邪，症状不明显，临床应补益正气，扶正以祛邪，补气、养血、滋阴、助阳、调和脏腑等均为习用之法。大凡虚证，在经开之后一个时辰即可应用。决定补泻前，首先要对疾病进行脏腑定位，其次要了解是否影响了其他脏腑，要抓住主要矛盾或矛盾的主要方面，严格遵照"急则治标，缓则治本，治病必求于本"的原则，确定脏（腑），按该经经开时辰投药。

作者运用子午流注服药法，列举两例说明，确取得一定疗效。子午流注法认为，人体的气血循行，是随着时间的不同而出现周期性的盛衰开阖，开时气血就盛，阖时气血就衰。作者体会到，如能掌握这个规律来按照时间分脏腑服药，可提高疗效，值得在今后临床工作中进一步探讨。

子午流注与药物治疗　徐又方．天津中医　1985，(1)：45．

古人将一昼夜分为十二个时辰，子午是相对的两个时辰，子时正是阴退阳进，午时恰逢阴进阳退。流注是指人体气血从子到午，从午到子，先后盛衰不同地循环流行。"子午流注"多用于针刺治疗，目的是借着气血流注、盛衰开阖的有利时机，因势利导，以协调阴阳，调和气血，尽快治愈疾病。因此，"子午流注"亦可用来指导药物治疗。目前，在服药时间上还不够科学，西药一般是根据药物的半衰期（即药物在人体内达到最大浓度所需的时间）来确定服药的间隔时间，半衰期长则间隔时间长，反之则短。中药丸散多每日两次，早晚服；汤剂是每日一剂，大都在晚上临睡前服。这样，在一定程度上影响了药物的疗效。

人体各脏腑的功能具有明显的节律性，依据"子午流注"可推论出，任何脏腑在它功能最强（脉气行至于此，其气血正盛）后十二小时，其功能最低。故心脏病患者大都在夜间发病或死亡，肾气虚弱引起的浮肿则早晨明显加重。因此服药也要根据各脏腑的功能情况，选择用药的最佳时间，才能充分发挥药物的疗效。明代杨瀛洲曾提出过补肾药宜早晨服的看法，是有道理的。即使同一脏腑对不同的药物也应选择不同的时间，滋补药宜在作用的脏腑功能最低或接近最低时服用，以便及时进行人为的调理；清热解毒药宜在功能最高或接近最高时服用，以充分发挥药物的作用，收到事半功倍的效果。

浅谈时间灸法 王克键．河北中医学院学报 1990，5(2)：25～26．

时间灸法是中医古典时间治疗学的组成部分，它和时间针法一样，是在《内经》"人与天地相应"的思想指导下而产生的一种时间治疗方法。时间灸法散见于古代医学文献中，尚未形成完整的体系，而近人亦少论述，故研究和整理古代时间灸法，对于完善针灸时间治疗学具有重要意义。

1. 时间灸法源流：《内经》中有关按时施灸的论述甚少，至唐代，孙思邈《千金要方》、《千金翼方》中有具体论述。宋金元时期，罗天益之《卫生宝鉴》中明确指出了依人体气血盛衰而施灸与临床疗效的关系。明代高武、杨继洲等针灸名家都谈到了时间灸法。清代吴亦鼎所撰《神灸经论》对按时施灸的论述颇详，并提出了施灸与四时方位的关系，即所谓宫灸之说。自清代之后，近百年来，针灸专籍虽然很多，但关于时间灸法很少有人问津，可见时间灸法并未引起后人的足够重视。

2. 时间灸法与针灸临床：我国古代医家很早就将时间灸法作为预防和治疗疾病的手段而应用于临床，强调在灸治疾病时考虑到时间方位等客观因素，为后世时间灸法的应用奠定了基础。随着子午流注、灵龟八法等时间针法的发展和推广，时间灸法逐渐为针灸医家所重视，并应用于临床疾病的预防和治疗中。《针灸大成》中曾提到了预防中风发作之方法，应择时灸三里、绝骨之穴，"如春交夏时，夏交秋时，便宜灸，常令二足有灸疮为妙。"针灸传到日本后，灸法颇为盛行，如德川幕府时代，将三里灸列入政府健民政策的内容之一，于庆长二年颁发文告："春秋施灸，以防疾患"。由此可见时间灸法在预防医学中的重要作用。《针灸大成》中尚有择时灸治验案数则，可资参阅。

综上，时间灸法的理论基础导源于《内经》。无论是时间针法，还是时间灸法，其理论基础是一致的。尽管针与灸是二种不同的治疗手段，但二者的作用部位都是经络、腧穴。其目的都在于依人体气血盛衰变化来调节人体的阴阳平衡。所以研究时间灸法与研究时间针法具有同样的意义。

学习"子午流注"的点滴体会　李兆秀．新中医　1991，(3)：16～18．

一、"子午流注"的科学性

"子午流注"是古人根据天人相应的理论制定出来的，已有几千年的历史，只是条件有限，未能揭开它的奥妙。上海气功研究所应用光子数量测定仪，对经络气血二十四小时运行状态进行研究。发现当气血运行至肺经寅时，左右肺经光子发射的数量测定值是对称的，而在其他时辰则不对称，并出现周期反应。这就证明自然界的阴阳消长的规律与经络气血运行有一定关系。生命机体内信息以调节信号的形式不断地沿神经纤维循环，每一种病都有各自的发光病理信息。机体内信息的不断输出，它与太空电磁波信息相对应，而发生有规律的共振现象，这是祖国医学的天人相应之理，用它来研究诊断某些疾病，判断病情的轻重、变化和预后是有一定科学根据的。

二、"子午流注"简述　（略）。

三、"子午流注"应用于临床

1. 在诊断疾病上的意义：笔者在临床上非常重视病人的发病时间，假如病人发病有较规律的时间性，便按"子午流注"的脏腑归属治疗，每每得到较满意的效果。如头疼发作在上午辰巳时，脾胃经当令，便用调脾胃的方法奏效；老年慢支多在寅时发作较重（早3～5点），寅属肺，这时肺经气血较旺，本脏病所见之时；五更泻又多在卯时（早5～7点）发作，此大肠经气血运行之时；肾阴虚发热病人常在下午酉时（5～7时），肾经气血运行时，用滋补肾阴方法效果满意。

2. 在预测疾病的预后上：脏腑组织在不同因素的影响下，功能失调即产生疾病，可以一脏受病，也可以互相传变，从传变的过程可测知疾病的预后，《素问·玉机真脏论》曰："五脏受气于其所生，传至于其所胜，气舍于其所生，死于其所不胜……"这与天干、地支之五脏归属就较一致。《内经》："肝见庚辛死，心见壬癸死，脾见甲乙死，肺见丙丁死，是谓真脏见皆死。"《伤寒论》："太阳病欲解时，从巳至未上。"掌握此规律在防止疾病的传变和预后上有一定意义，可以早期诊断和早期治疗，及早采取措施防止并发病的发生。一旦并发病发生了，在预测疾病何时恶变时也有参考价值。当然，现代医学如此发达，对某些疾病的发展已能控制，由于药物与其他方法的治疗，疾病已不完全按规律传变预后，所以，临床要注意辨证。

试谈研究子午流注的一些设想 冯润身．上海中医药杂志 1982，(7)：48．

对子午流注的研究提出了三点看法。①对《内经》以及历代医家有关子午流注的论述，应进行专题文献整理，对历代医家按时取穴法的立论依据尤应重视。②关于子午流注的临床研究，可以从按时施治入手。③开展子午流注的实验研究，要尽量采用无损伤性试验，如运用电生理手段观察人体变化等。

按时取穴针刺的纳甲、纳子、灵龟三法质疑 胡剑北．河南中医 1986，(5)：45～46．

古代医学家认为，气血灌注十二经脉及其所属脏腑，有因时衰旺之异，并认为当经脉气血流注旺盛时，该经脉即处于功能活动的旺时，所属穴位就有一二个处于开时，当经脉气血流注衰减时，该经脉即处于功能活动的衰时，所属穴位就处于闭时。

作者反复在同日同时辰运用纳甲、纳子、灵龟三法计算取穴，结果常可得到三个不同的开穴，这些开穴有时属于三条经脉，有时属于二条经脉，不同时日所属二条或三条经脉组合也不同。这与纳甲、纳子、灵龟三法均认为一个时辰仅一条经脉处于旺时，旺时经脉才有一二穴为开穴的观点相悖逆，并导致互相否定。按照纳甲法，认为某经为旺，某穴为开时，按照纳子法、灵龟八法则不然，余可类推。这种互相矛盾、互相否定的现象将使人们对按时取穴针刺的纳甲、纳子、灵龟三法究竟有无道理产生怀疑。

笔者试对三法逐一分析，说明其导致的同日同时辰数经同旺，数穴同开的现象。

纳甲法每日首开井穴，再依荥、输、经、合之序每隔二小时开穴，凡时干同于某经主日干，无论何时，均是该经生旺时，此其特点一。阳日阳时开阳穴，阴日阴时开阴穴，此其特点二。纳甲法从上可知，关于各经脉"旺时"随日而变，每经隔日一旺，每日隔一时辰一经生旺，天干对其影响很大。

纳子法主要受时支影响，一日十二时辰，每一时辰有一经脉发旺，本法对于各经生旺的时间较为固定，无论何日其气血流注于各条经脉及脏腑的时间与顺序不变，因而所取穴位也较固定。

灵龟八法所取穴位即八脉交会穴，日干支对本法计算取穴影响很大。本法仅用八穴，一日十二时辰，每时辰开一穴，八穴中每日必然有数穴重复开穴。

从上述分析可见，三法关于气血循行流注人体经脉脏腑的时间与顺序的认识不一致，计算取穴采用的日时干支不同，结果使得各法之间出现同日同时辰数穴同开、数经同旺的矛盾现象。为此，笔者提出了三点试验方法的设想，以求从三法中选取一种最佳按时取穴法，或统一三法，产生出一种新的按时取穴法。

按时取穴针刺的纳甲、纳子、灵龟三法再质疑　胡剑北．**河南中医**　1987，(5)：15~17．

纳甲、纳子、灵龟三法对人体经脉脏腑气血衔接顺序看法不一，与三法共同认为的一时辰仅有一条经脉开旺相矛盾。

纳甲法对经脉脏腑气血流注的衔接顺序有两种认识：①以日计的衔接顺序，即每日轮值一经主气，十日一循，衔接顺序特征是：相表里的脏腑衔接；一表里脏腑之脏与另一表里脏腑之腑以五行属性的相生关系顺序衔接；同名肢表里阴阳经相交接；异名肢五行相生的阴阳经相交接。②以时辰计的衔接顺序，也以五行相生关系为序，实际上是上述以日计之衔接顺序分成脏与脏接，腑与腑接，并且脏腑间隔一日发旺，脏脏间或腑腑间又间隔一时辰发旺。从纳甲法经脉脏腑衔接顺序分析，该法关于人体经脉脏腑气血流注的运行是脏腑五行相生衔接序列的循环流行方式。

纳子法对经脉脏腑气血流注的衔接顺序的认识是以时辰计，一时辰一经发旺。这种衔接顺序的特征是：也存在互为表里的经脉脏腑相交接的关系；两对互为表里的经脉脏腑交接序列是脏与脏接或腑与腑接；手足阴阳经交接序列为手阴经接手阳经，足阳经接足阴经，手足阳经相交接，手足阴经相交接。纳子法关于经脉脏腑衔接关系与五行生克不发生联系，与《内经》阐述的经脉交接贯通的结构关系有关。

灵龟八法关于经脉脏腑气血流注的衔接顺序的认识，未发现八脉之间较为固定的周期发旺的先后顺序，故灵龟八法究属何种方式，尚待研究。

根据对三法的认真研究，笔者认为纳子法关于经脉脏腑气血流注衔接序列的认识至少较纳甲、灵龟三法有根据，理由有四：①纳子法观点以人体经脉结构联系为基础。②纳子法关于经脉开旺与天干地支的关系不很大，不以地支时辰，仅以现代每二小时一经开旺的关系亦能掌握该法所述经脉发旺规律与因时取穴。③目前国内外运用实验方法，采用现代观察指标，研究证实了经脉脏腑气血流注确存在时辰节律，且均符合纳子法的时间观点。④纳子法不仅有临床应用于取穴针刺效验的大量报道，且有大量用于指导诊断和择时用药的报道，而纳甲、灵龟二法未见，足见纳子法临床意义大于纳甲、灵龟二法。笔者最后认为，今后按时取穴针刺数法研究中，纳子法应是研究的重点。

按时取穴针刺的纳甲、纳子、灵龟三法三质疑 胡剑北．河南中医 1988，（2）：33～35．

纳甲、纳子、灵龟三法在选穴、手法及其功效上存在严重分歧。

纳甲法补泻用穴的特点：①注重经穴生克关系。②一开穴可兼补、泻两用，针刺时间一致。此外其经穴生克补泻仅限本经而不它及。

纳子法补泻用穴特点：①也注重经穴五行属性关系，但仅据五行相生关系。②补泻用穴不同，一次一用，且针刺时机不一致。不仅运用本经补母泻子法，而且采用异经补母泻子法。

纳甲、纳子以上补泻用穴针刺的不同，实际上反映了二法在开穴的运用上的严重分歧，纳甲法认为经旺之开穴，可经手法不同，发挥或补或泻的作用，从而也就否认了纳甲法开穴可补的认识。而纳甲法认为针刺时穴仅应限于经脉开旺之开穴，从而也否认了纳子法针刺经脉虚衰之闭穴，即针刺补母穴。

在用穴上，由于二法的上述不同，差异也很大。二者虽均用五输穴，但纳子法主要选五输穴中与其所属经脉有五行相生的母、子二穴，以及各经本穴、原穴，实际应用44穴。纳甲法则因采用经穴相生相克关系取穴，故五输穴全部应用，实际应用66穴，纳子法较纳甲法少22穴，意味纳子法对此22穴是否属"时穴"与纳甲法看法有不同。

灵龟八法仅用八脉交会穴，且其中仅二穴为五输穴，余六穴均不属五输穴。同一经穴可经手法不同，或补或泻，一穴两用，但针刺时间仅在经穴开旺时，无补泻手法产生泻补相反作用现象等。

此外纳甲、纳子、灵龟三法还共同存在以下几个重要问题：①忽视经穴功能主治特异性，无限扩大了经穴治疗作用。②夜间开穴实际废置未用，何以发现。③开穴局限于肘膝以下系五行思想所推导，此种推导结果可靠吗？

上述三种按时取穴针刺法无论就各自本身而言，还是三法相互比较而论，均存在许多亟须解决的问题，应予深入研究。

子午流注学说研究思路与方法　胡剑北．中国医药学报 1988，3（4）：65~67．

作者提出对子午流注学说的研究，应以研究按时取穴针刺法为主，以纳甲、纳子、养子、灵龟、飞腾诸法间存在的互相矛盾、互相否定现象为突破口，提出对单一时穴、时穴综合组进行研究的方法，以确认"时穴"的存在，以及各法是否存在适应病种，是否并存或互补或可统一为新法。

关于目前子午流注纳甲法研究方法的我见　王凡．辽宁中医杂志　1989，(10)：10~11，35．

目前纳甲法的研究方法有四种，即文献整理、理论探讨、临床验证和实验研究。文献整理包括纳甲法的起源、发展演化及研究现状等方面。由于涉及纳甲法的古代文献有限，且这项工作的阶段性较强，故文献整理不应成为目前研究的主要方法。理论探讨包括纳甲法的理论基础和取穴方法。关于后者分歧较大，重点是怎样才能完美地补齐纳甲法中"天然的缺陷"——24个闭穴。作者认为目前亟待解决的问题，不在于其选穴方法的完美与否，而在于其本身是否合乎客观规律。临床验证最为重要，但要保证临床工作及其报道的严肃性、真实性和准确性。应做到：①取穴时间的一致性；②选穴标准的一致性；③观察病例与对照病例的一致性，④对结果报道态度的一致性。实验研究：实验研究包括临床和动物两方面，目前开展的尚不普遍，这是一项重要的工作，有加强和深化的必要。

"病—穴—时"相宜——子午流注针法的关键　府强．健康报　1989，8，26．

目前，子午流注针法从书刊论述到临床医师运用，尤其是一般大夫根据转盘、图表或电子计算机按时取穴，都有一个普遍的认识，即根据患者的就诊时间，通过干支日时推算（主要是纳甲法和养子时刻注穴法），找到该时辰内应开的穴位进行针刺。有人看到单按时间取穴，许多穴位不具有较强的针对性治疗该病的作用，故主张先按时取穴针刺，再配合适合病情的穴位治疗。另有人认为，对某些慢性病亦可采用"定时治疗"，即在不影响病情的情况下，选择流注经穴与病情相适应的时间进行治疗，以此提高该针法的疗效。凡此种种，笔者认为似有悖于或不完全符合子午流注针法的本意，也难于符合中医整体观因时制宜的原理。

十个患有不同疾病的人，于同一时间就诊，若采用上述子午流注针法的同一种方法开穴，结果是取同一个（或两个）穴位治疗。可见，这个穴位不是根据其与疾病之间的本质联系来选取的，而只是因为该穴位在该时间内正值气血流注所决定的。这个穴位本身，除巧遇外，并不具备治疗这些疾病的功能。那么，一个本来不能治疗那些疾病的穴位，在其气血流注时，即一个周而复始的特定时间内，是否就会变得能治这些疾病，并有较高的疗效呢？如果说一个穴位其某些特性随着一定的时间周期（开穴→团穴→开穴……）呈现某种节律性量变尚属可能的话，那么出现周期性的质变，则显然是难以让人理解的了。因而，以上这种按时取穴法似乎难以成立。明白了这一点，再来看"先按时取穴针刺，再配合适合病情的穴位治疗"，以作为灵活运用，"不但不影响流注法的规律，反会增加治疗效果"，显然解决不了以上问题，也不是子午流注针法的本意。至于作为灵活应用的"根据病情，定时治疗"，即根据病情选穴，在该穴流注时间针刺治疗，笔者以为正是流注针法的本意。

如果说作为机体状态的一个方面的经络、腧穴的某些特性随着"气血流注"的规律呈现周期性变化，那么在周期性变化的不同时间内（开穴或闭穴时）针刺穴位，其效果是不同的，把握好针刺的时间就应该能提高疗效。但务必明确的是，这仅仅是影响针刺疗效的诸多因素中的一个方面，且并不是最主要的方面。中医学强调整体观念，讲究因时制宜，子午流注针法是因时制宜在针灸学中的具体体现，它是在一般针刺治疗基础之上提高针刺疗效的手段之一，是基于把握穴位在不同时间"气血流注"的状态来提高针刺效果的，因而它脱离不了穴位与疾病之间的本质联系，且这种联系是前者的基础，是不可或缺的。

综上可知，在把握穴位与疾病的本质联系的基础上，考虑穴位的"气血流注"的时间特性，因时制宜地针刺才是时间针刺法的关键所在。事实上，子午流注针法的真谛就在于此，即"病与穴相合，穴与时相宜"。

关于子午流注研究中的几个问题 李磊．上海针灸杂志 1991，10（4）：37～38．

子午流注的学术思想源于《内经》，《内经》中有关天人相应、经脉气血流注、针刺须候气逢时等学说为子午流注的按时开穴提供了理论基础，但子午流注针法的确立是在宋元时期，阎明广的《子午流注针经》是现存最早的子午流注专著，子午流注的名称即由此而来。有人认为：在《内经》中子午流注纳甲法、纳子法已初具雏形，这是不全面的。纳甲法最早见载于阎明广的《子午流注针经》，其中全面叙述了纳甲法的开穴原则和具体方法。十二经纳子说与补泻关系的结合则最早在宋·丁德用对《难经·七十二难》的注文中方见端倪。其后明·高武在《针灸聚英》中对此加以具体化，才形成现在所通行的纳子法。以上是关于子午流注的起源问题。

关于子午流注的理论基础问题，《内经》中天人相应、经脉气血流注和针刺候气逢时等学说是子午流注赖以存在的三大理论基础，而阴阳五行学说则是子午流注推算按时开穴的理论核心。应该认识到，古人创立子午流注的本意在于说明不同时间针刺不同穴位具有不同效应，其开穴规律则是利用阴阳五行学说进行演绎而成，掌握这一点，有关子午流注和五运六气混淆问题就会迎刃而解了。

关于子午流注的开穴方法问题，由于古人推算气血流注开阖的方法不同，子午流注的具体开穴方法也就多种多样。明·徐凤在《针灸大全》中对阎明广的《子午流注针经》所载录的纳甲法进行了修改，其中出现了连续十个时辰的闭穴，无法体现人体气血的循环周流特点。尽管后人作了大量完善工作，所创新法不能和原法完全相合而未得到公认，临床应用上倒不如阎明广的纳甲法更为切合实际。开穴方法的多样化，导致了某一时辰所开经脉、穴位的不一致。

关于子午流注研究方法问题：在研究中应该抓住子午流注的合理内核，即不同时间针灸不同穴位对人体有着不同效应，而不应只限于某种具体开穴方法。目前临床研究多为验证古人方法，而不是对子午流注治疗机理进行研究，且设计陈旧，只限于单因素研究。天津中医学院所进行的不同时辰针刺对消化系统功能影响的系列研究，成都中医学院所进行的不同时辰针刺大鼠涌泉穴的系列研究等，都在探讨子午流注的科学实质中作了很好的尝试。

子午流注值的函数和映射表述及其临床意义　乔新，等．上海中医药杂志　1989，(4)：2~4.

子午流注是人体十二经在一昼夜12个时辰内气血运行的生理节律。倘若把这种昼夜节律看作一个生物钟，并放在圆周中讨论，便会发现它与函数有着密切的联系。《子午流注针法》一书从十二经分别配12时表明十二经气血运行在一昼夜12个时辰中的变化规律。在圆周上任取一点为一个时辰，如以酉时（对肾经）为起点，按顺时针方向运行一周后又回到始点，经十二时辰，因而肾经的子午流注周期T是12，其角速度$|\omega|$是$\frac{2\pi}{12}$，肾经从酉时回到酉时，每个时辰在圆周上都对应着一个角，而时辰到角的时射是F：t→x。由此可知肾经在最小正周期中（以酉时为起点）12个时辰的映射角$|x|$是0、$\frac{\pi}{6}$、$\frac{\pi}{3}$、……$\frac{11}{6}\pi$。每一经的气血运行在每一个周期节律中的各个时辰都有一个特定的点，我们把这些点叫做该经的子

午流注相位。按子午流注理论，它们在主时之时，主时经（或脏）的功能最旺盛，经（或脏）的功能值理应最大。我们把这个最大值叫该经（脏）的峰值，峰值对应的时辰是该经（脏）的峰值相位，把峰值相位所对的角定为初相角。由此可知十二经从胆、肝……三焦的峰值相位是子、丑……亥时，它们的初相角是：$|\varphi|=0$，$\frac{\pi}{6}$……$\frac{11\pi}{6}$。如图在直角坐标系中用 t 轴表示时辰顺序，y 轴表示每条经的子午流注值。取 t 轴上一点为圆心，以 A 为半径做单位圆，以圆与 t 轴右边一个交点起把图分成 12 等份，胆经为始点。标出 12 个时辰和 12 条经，过 12 个分点作 y 轴的垂线，所得 12 条余弦线代表胆经在 12 个时辰的 12 个子午流注值。标出 12 个值在坐标上的对应点，用光滑曲线连接起来，将得一个 $y=A\cos(\omega t-\varphi)$ 的函数象。这个图像就是胆经子午流注值的图像。当 φ 取 $\frac{\pi}{6}$、$\frac{\pi}{3}$、……$\frac{11\pi}{6}$ 个值时可得 11 条与胆经形状相同初相角不同的余弦函数图像。它说明十二经的气血运行周而复始，循环无端。据图可知每一经 12 个时辰与其子午流注值是一种映射关系，且映射是连续的，它随着周期的循环，映射延续。从公式可知每经有一子午流注最大值、最小值。我们认为最小值与最大值范围就是该经子午流注的生理值域。中医认为人体气血运行缓慢或停滞是发病的主要原因，子午流注值是反映气血运行昼夜生理变化的。故可作为衡量十二经功能盛衰的客观指标。当某患同一经子午流注值为 Y_x 且 $Y_x \in \{Y/a \leqslant y \leqslant b\}$，该经处于病理状态，当 $Y_x > b$ 属实证，$Y_x < a$ 属虚证。一般情况下用补法应在该经子午流注值最小的时辰区间施针、服药；泻法应在该经子午流注值最大的时辰区间施针、服药。附图（略）。

子午流注规律的圆周自映射描述 陈少宗. 中医药学报 1985，(1)：5~8.

将子午流注规律、生物学和数学的知识进行结合，在内容结构上，抛开了子午流注针刺法的临床运用的具体描述，仅就其中本质性的东西描述出来用生物学和数学的方法进行了阐述，分成什么是子午流注规律，什么是圆周自映射，子午流注规律的圆周自映射描述，子午流注规律按调整方式的不同，可进一步分类，子午流注规律与施术行为关系的圆周自映射描述等题目分别论之。以便人们更容易认识与理解子午流注规律的科学内核，使之得到不断提高和科学化。

子午流注在人体病理定位中的意义　汪德云．中医药学报　1983，(3)：11~13.

介绍了子午流注一般内容和胚胎病理定位律十年周期性，将二者结合经临床考察，在各脏功能峰值以后的 12 小时，胚胎病理定位的内脏有不同程度的病理反应，而其他不是病理定位的内脏极少有病理反应。在病理定位的内脏功能最弱之时，进行人为调理，以求改善整个机体的健康状况，是一个值得进一步探索的问题。

"十二辰"及其他　李鼎．上海中医药杂志　1984，(5)：44.

何谓"十二辰"？日月沿黄道运行一周，每年会合十二次，其方位有一定，古代历算家将黄道周天三百六十度分为十二段，每段约三十度，由东向西排列，分别以十二地支为名，总称十二辰。因一月行经一辰，故说应十二月。可知十二辰是指日月运行的方位，虽以地支为名，却不同于十二时。郑康成用十二次解释十二辰，实则两者的排列有不同，十二辰由东向西排列，适用于纪月。十二次则由西向东排列。由辰星而分十二辰，由岁星而分十二次，这是古代天文学的重要内容。

十二数字与六律有关，十二辰主要与十二月相关。十二辰、十二月与经脉的对应关系符合一年中阴阳气盛衰的情况。

十二辰又用来指日，满十二日称为"浃辰"。后来又用以指时，称为时辰，这是将原来不作绝对平分的"十二时"概念改为以十二地支为名的等分法。宋代以来细分为二十四时。丁德用《难经》注说："日之晓昏，人之寤寐，皆在于平旦，日行二十四时复会于是。人气始自中焦，注手太阴，行其经络计二十四，亦复交会于手太阴。"此说为气血按时辰流注之始。近代称二十四小时与之相类，即二小时合为一时辰。二十四时区分导源于一年分二十四节气，《淮南子》即称节气为"二十四时"。

鉴辰别时，源殊义异——十二辰与十二时辨 高迪旭．上海中医药杂志 1983，（4）：36～37.

十二辰者，即子丑寅卯辰巳午未申酉戌亥也。十二时者，即日中、食时、平旦、鸡鸣、夜半、人定、黄昏、日入、晡时、日昳、隅中、日出等。

观《内经》以降，诸代素灵注家解释十二辰与十二时，往往将二者彼此搭配。概观其论，可分三类；一是将十二辰中之一辰附入滴水时刻与十二时中之一时各相搭配。今南京中医学院医经教研组编《黄帝内经素问译释》、天津中医学院编《灵枢经校释》等皆相沿用。二是将十二时中之一时分别与十二辰中之二辰相合，以明·张介宾《类经》及清·张志聪《黄帝内经素问集注》等为其代表。三是将十二时中之一时分别与十二辰中之一辰各相配合，山东中医学院编《灵枢经语释》等为其代表。中医研究院、广州中医学院合编之《中医名词述语选释》等也载入此类解释。综观各论，对十二辰与十二时之相合，不但互有出入，而且皆没有辨别指出十二辰与十二时在昼夜、季节等方面所存差异。

考十二辰源于历法干支，相传为天皇氏所创。甲骨文早已记载，很早就被广泛应用。古人将一日（昼夜）分为十二辰，习称为十二辰及十二时辰。考十二时是从古人取象自然用以标志一日之中不同时间的基础上，逐渐扩展而来的。开始仅分昼夜，春秋时代一日仅分为十时，至《内经》时则拓广为"十二时"。延至西汉《淮南子·天文训》更增立为十五时，等等。十二时和十二辰，虽都用来标记一日时间，但由于二者来源不同，因而含义也不一。

时阈之异：十二辰是用历法地支平分一日昼夜，每辰时阈约合今二小时，而十二时则须随每日昼夜交替，太阳出入等自然客观现象而定，每时时阈或长或短。可见十二辰时阈严准一定，十二时时阈差乱不一：有一辰可合二时者，亦有一时可合二辰者，二者实难搭配。季节之异：十二辰原为古人用十二地支人为地划分一日昼夜，每辰时阈和时矩均匀相等，无季节变化。十二时原据昼夜交替，太阳出入等自然现象客观被动地定分其时，随四季的变化的更迭而变化甚大，或早或迟，无有定准，很难与十二辰之固定至时取得一致。昼夜之异：十二辰昼夜主时变化不一，春分、秋分前后，十二辰中约六辰主昼，六辰主夜；当夏至前后，昼长夜短时，十二辰约有八辰主昼，四辰主夜，冬至前后则反之。十二时中主昼之时多于主夜之时，二者相差悬殊，主夜者仅三时，主昼者九时，在数目上这是固定不变的。笔者认为，可能由于人类有昼劳夜息之规律，对黑夜的时间应用较少而标记也较笼统所致。据此十二辰与十二时绝不能用固定模式一律相互搭配。

《内经》中所载有关十二时及十二辰的一些时间描述，从现代生物学节律角度来看，具有"生物钟"理论的独特意义。这些节律有的是按十二辰的固定时间呈现，有的则是随四时昼夜长短不一的十二时呈现。为了尊重《内经》原著用意，实事求是地认识十二辰与十二时的真正含义，在理解和注释《内经》及阅读古注中有关十二辰与十二时概念时，应二者相互鉴别，辨明异同，不必墨循牵强于十二辰与十二时之相合上去进行理解与注释。

时间针法与时区时间 于致顺．中医药学报 1983，(4)：16～18．

时间针法是以当地的时间为条件，即以太阳与地球的关系而确定时间。目前我们通用的是"北京时区时间"，若用这个时间就失去了"时间针法"的条件。因此，必须把北京时间换算成当地时。地方时即人们把太阳在正南的时刻说成中午 12 点，这样背着太阳的必然是半夜 12 点即零点。时区时：地球上经度每 15 度范围为一时区，这样把整个地球表面划分成 24 个时区，以 0 度为经，东西经 15 度、30 度、45 度……每隔 15 度为各时区的中央经线，在各中央经线 7.5 度范围以内地区一概采用该区的中央经线时间，称这个时间为时区时。由北京时间推算各地的地方时间公式为：北京时间 +4 分 ×（当地经度 - 120）= 当地地方时间。文后附录有我国各主要大城市的大约经度，供参考应用。

子午流注中干支日与主气日的区别 杨尊典，等. 山东中医学院学报 1990，14（5）：47~48.

干支日是古人纪（日）时的一般时间单位，主气日则是子午流注纳甲法专用的特殊时间单位，它配以日干和脏腑经脉，专用于纳甲法的开穴。任何干支均起于子时而终于亥时，主气日的起始和终止则是据不同脏腑所属经脉的经气盛衰而定，如甲胆主气日起于甲日的甲戌时，终于乙日的甲申时。一个主气日的时间是分别由与之相关的两个相邻的干支日的部分时间合成的。也就是说，一个主气日既有与本日干相同的干支日的一部分时间，又有与之相邻的下一个干支日的一部分时间，因此，决定了一个主气日的全部开穴分别分布在与之相关的两个相邻的干支日的有关时辰里。反之，一个干支日也分别包括有与之相关的两个相邻的主气日的部分开穴时辰。在子午流注针法中，干支日只用于纪时和推算开穴时辰，主气日的临床意义除了表示一定的开穴时间外，还与日干、脏腑经脉相配，分别组成阴经与阳经主气系统。其理论依据是"同气相求"。阳干之甲、丙、戊、庚、壬分别依次配胆、小肠、胃、大肠、膀胱各经，从而形成五阳经主气系统；阴干之乙、丁、己、辛、癸分别依次配肝、心、脾、肺、肾经，从而形成五阴主气系统。因三焦经虽寄于壬，亦分配于阳干之甲丙戊庚壬，即开穴分别为其余阳经气纳三焦时所开之穴，故不独为一阳经主气系统。又因心包经虽寄于癸，亦分配于阴干之乙丁己辛癸，即开穴分别为其余阴经血归包络时所开之穴，故不独为一阴经主气系统。这样，阳经主气时，只引动同一属性的各阳经的有关腧穴，阴经主气日时，只引动同一属性的各阴经的有关腧穴。

子午流注（纳甲法）：中国古典针法　袁九棱．上海针灸杂志　1982，1（3）：44～48．

①子午流注的基本内容。②子午流注逐日按时开穴的规律。③求公历日期的干支。④子午流注（纳甲法）的临床应用。

谈谈"流注图"和"流注经络井荥图"——子午流注纳甲法的阎氏开穴法　张一民．中国针灸　1983，3（3）：30～32．

目前通用的子午流注纳甲法的开穴方法与徐凤所著的"徐氏定穴歌"，和"流注图"内容基本一致，所以推定，目前通用的这种开穴法是由明代徐凤提出来的。笔者认为，目前通用的这种开穴法应称为子午流注纳甲法的徐氏开穴法，才较为准确，以免将其误认为是子午流注纳甲法开穴的早期代表方法，也便于和其他开穴法有所区别。

"流注图"原为《针灸四书》所载，而且原图十二，是经徐凤之手才修改为"今分十耳"。《针灸四书》系由四部医籍所组成，《子午流注针经》乃其一。该书卷下流注经络井荥图歌诀，在其图中确有 12 幅，表明流注图系出自《子午流注针经》，而非徐凤所创。徐氏定穴歌是徐凤按他自己的流注图内容，以歌诀体例写成的。

值得提出的是：目前通用的徐氏开穴法具有如下一些缺陷：①由于在癸日存在长达 10 个时辰的连续闭穴，形成流注环上的缺口，因而无法反映出气血如环无端的子午流注理论。②在十日干的环流周期中，只有 10 经参与环流，三焦和心包络两经穴位，则是另按"气纳三焦，血归包络"规则参入，无法反映出 12 经脉气流注的子午流注理论。③肾经井穴涌泉不在癸日癸丑时开穴,而在癸日癸亥时开穴,违背了"阳进阴退"的井穴开穴规则。④癸日闭穴时间较长(连续10个时辰),不便于临床应用。

徐凤的流注图来自《子午流注针经》中的"流注经络井荥图",该图系金代阎明广所作。由于徐氏作了"原图十二,今分十耳"的修改,所以在内容上也有了差异。笔者把以"流注经络井荥图"内容为基础的开穴方法称为子午流注纳甲法的阎氏开穴法,它是存在于徐氏开穴法之前的一种开穴方法,对研究子午流注的源流有一定的意义。

阎氏开穴法具有如下一些特点:①由于癸日不存在长达10个时辰的连续闭穴,所以保持了环流的连贯性,能反映出气血如环无端的子午流注理论。②由于三焦和心包两经参与环流,保持了12经环流体系的完整性,所以能够反映出12经脉气流注的子午流注理论。③子午流注纳甲法每日开井穴时辰间的关系是"阳进阴退"。在阎氏开穴法中,由于有三焦和包络两经参与流注,所以在各经井穴开穴时辰间,一直保持着这种"阳进阴退"的关系。④癸日只有一个时辰(壬戌时)是闭穴,其余全是开穴,所以在临床应用时比较方便。

由于阎氏开穴法在理论和实用方面都具有一定的特点,所以有一定的学术意义,应该引起人们的重视。

试论子午流注纳甲法的纳穴方法　周桂桐·中国针灸1984,4(2):37.

目前使用的纳甲法的纳穴方法是徐凤对《子午流注针经》中"流注经络井荥图"删改后补充而来,而存于"徐氏子午流注逐日按时定穴诀"中,但不是纳甲法的纳穴方法的本来面目。《子午流注针经》中没有纳甲法纳穴方法的具体内容。何若愚关于纳甲法纳穴方法的论述详细记载于明·汪机《针灸问对》一书,该法与徐凤纳穴方法相比具有如下特点:①将三焦、包络五输穴纳于每日日干重见时,并不影响两经在癸日的开穴,从而避免了癸日十个时辰的闭穴,体现了气血如环无端的子午流注论特点及整体循环特点。②将三焦、包络五输穴以井、荥、输、经、合整体流注特点纳于各经开穴之后,体现了:"三焦是阳气之父,心包络是阴血之母",主受纳十经血气养育的子午流注纳穴理论。③强调针刺三焦、包络五输穴对夫体气血的调节作用。由于纳穴较多,可以补充每日开穴的不足。④养子时刻注穴法、纳早法同为何氏所创,二者纳穴方法相同,保持了何氏子午流注纳穴理论和方法的一致性。⑤徐氏法将三焦原穴阳池和包络原穴大陵分别寄于壬日和癸日,引起医家争鸣。何氏纳甲法早期纳穴方法中,上二穴已随五输穴依纳出,无寄属问题。

试论子午流注纳甲法的变闭穴为开穴的方法 张国馨. 中国针灸 1986,6(2):41~43.

子午流注纳甲法首见于《子午流注针经》,但没有具体说出纳穴的方法,并留下16个闭穴。徐凤在《针灸大全》中对此删改和补充,将闭穴由16个变成了24个,这一删改和补充为将闭穴变开穴奠定了理论基础。现代人对子午注进行了整理,单玉堂氏于1957年首次提出了将闭穴变开穴的理论,他按"一四二五三零规律"补上24个穴位,虽然在推导过程中出现了错误,可其穴位无讹,遵循了纳甲法的开穴规律。

郑魁山于1978年提出了将闭穴变开穴的方法,其补穴规则有两条:①根据时辰的天干,决定开穴的经脉。②根据时辰的地支,增补穴位。郑氏所补穴完全符合纳甲法开穴规律,但时辰的干和支本为一整体,在此拆开运用,显然不太适合。顾光氏于1983年提出了他的补穴方法,按气血流注的时间来决定应用母子补泻穴,其所补穴位不符合纳甲法开穴规律及纳子法的取穴原则。

笔者按阳进阴退规律列出各时辰值日经的排列顺序,按此顺序所配五输穴，无论阴经或阳经，均构成了"井、纳、输、合、荥、经"的规律，简称"一零三五二四规律"，据此将闭穴变开穴。

评《试论子午流注纳甲法的变闭穴为开穴的方法》 于永昌．中国针灸 1986，6（6）：55．

张国馨的子午流注纳甲法的变闭穴为开穴的方法：①违背了纳甲法在一个流注周期中，除心包、三焦经外的十条经脉各值一日，每日值十一个时辰的基本原则。②破坏了值日经的正常开穴。③张氏云：纳甲法每时开一穴，由于夫妻相合，合日互用的缘故，出现了一个时辰开两穴和闭穴的现象。一个时辰开两穴是纳甲法五行生化规律所必然出现的结果，与夫妻相合，合日互用毫无关系，这是由于片面地运用了"时上有穴，穴上有时"而舍弃了纳甲法的五行生化等规律来衡量纳甲法开穴所得出的错误结论。④一零三五二四规律与单氏一四二五三零规律相同，只是张氏将单氏的逆推法改为正推法，单、张两人犯了同样的错误。

对子午流注纳甲法闭穴的认识——介绍一种变闭穴为开穴的方法 范江涌．河南中医 1988，(4)：43~44．

在子午流注纳甲法中每一个流注周期有二十四个闭穴，其中包括癸日十个连续时辰的闭穴。

纳甲法按时开穴是按照阳进阴退及经生经、穴生穴的规律，阳日阳时开阳经穴，阴日阴时开阴经穴，这样就产生了阳日阴时，阴日阳时无穴可开，出现闭穴，目前采用合日互用的原则变闭为开，但若出现同一干支合日双方均无开穴，就留为真闭穴，从而形成流注周期中的缺口。目前闭穴的产生，与徐凤、杨继洲有密切关系，徐凤将阎明广的"井荥歌诀六十首"的十二幅流注图省了二幅，从而就省了癸丑至庚申九个时辰的开穴。至于徐凤为什么将十二幅图修改成十幅，在《针灸大成》中找不出原因，这是一个令人费解的谜。杨继洲在《针灸大全》中论述了变闭穴为开穴的方法，杨氏提出以"本时天干"为原则的合日互用变闭穴为开穴的规律。这种变闭为开的原则是杨氏第一次提出来的,由于它不够全面,所以导致合日双方同一干支都无开穴而形成闭穴。目前通用的纳甲法的开穴法（包括纳穴法）是继承徐凤的方法,而合日互用的方法是继承杨氏的观点,这种纳甲法不够完善,它包含着一些时干的空缺。

目前通用的纳甲法中,有一个显著的矛盾之处就是:十二经流注的跨越不能与当日的日干相符。在《子午流注针经》的井荥歌诀六十首里采用日干值日流注合用取穴,这样就不会出现闭穴。如在甲干值日流注范围内,戊、子、寅、辰、午、申时有穴可开,而亥、丑、卯、巳、未时无穴可开；而在己干值日流注范围内,己、未、酉、亥、丑、卯时有穴可开,而午、申、戌、子、寅时无穴可开,甲、己两干所值日的开穴互用,就不产生闭穴。杨氏误解了这点,提出以"本时天干"为主的互用原则,从而导致了闭穴的产生。故应采用日干值日流注合用取穴,以填补目前纳甲流注周期中的闭穴。

如：甲干值日流注范围是：
甲乙丙丁戊己庚辛壬癸甲
戌亥子丑寅卯辰巳午未申
｜　｜　｜　｜　｜　｜
窍　前　陷　阳　委　液
阴　谷　谷　溪　中　门

己干值日流注范围是：
己庚辛壬癸甲乙丙丁戊己
巳午未申酉戌亥子丑寅卯
｜　｜　｜　｜　｜　｜
隐　鱼　太　中　少　间
白　际　溪　封　海　使

取甲干所主有穴可开的时辰的开穴填补己干所主无穴可开

的时辰；和取己干所主有穴可开时辰的开穴填补甲干所主无穴可开的时辰，则甲乙两干各所主的十一个时辰全部有穴可开，不产生闭穴，这才符合阎氏"甲中暗有其己，乙中暗有其庚"的论述，作者认为这才是"甲己互用"的本义。

有关子午流注纳穴法之探讨　陈业孟．上海针灸杂志1986，5（2）：39~40.

子午流注每天按五输五行相生的规律顺次开穴，当开完五输穴后，每遇到天干重见时，即次日重见与第一个本干日相同的时干，为"纳穴"。有关纳穴的方法，历代医籍的记载有所不同。

《子午流注针经》的原始记载：该书是最早记载子午流注针法的医籍，书中有二处论及纳穴法。在《井荥俞经合部分图》文中认为阳日天干重见时应纳三焦经输穴，阴日天干重见时纳心包经输穴，但仅述"注此六穴"或"注此五穴"，至于是注此全部六穴（或五穴），还是注六穴（或五穴）之中一穴，没有具体指出。在《针经井荥歌诀》中，甲日天干重见为甲申时，乙日乙未时为天干重见，都没有具体写出开什么穴位，引起后世医家的不同争议。

明·徐凤《针灸大全》在论及子午流注纳穴时认为气纳三焦、血归包络这一原则与《子午流注针经》是一致的。但徐氏认为天干重见时根据母子相生的关系选取三焦或心包络经中的穴位，"阳日穴生经"，"阴日经生穴"。

汪机《针灸问对》中也提到纳穴法，强调养子时克注穴的规律，十经重见时，同纳三焦、包络五输穴。

笔者认为各经五输穴依次开毕后，当归其本源，"气纳三焦"、"血归包络"。但究竟纳三焦之何穴，归包络之何腧，笔者提出应以徐凤的观点为准，纳穴亦当顺应气血流注的情况，根据五行相生，这里主要与日干支子母相生"阳日穴生经，阴日经生穴"选取相当的穴位。而汪机的观点，有概念混淆之弊，既背离"养子"的原则，又缺乏选用穴位的特异性质。

笔者认为不足为凭。

另外还需要提出的是《子午流注针经》中特别列出壬子、癸丑两时，认为壬子时当依次开三焦经六穴，癸丑时依次开包络经五穴。在六十干支时辰中壬子、癸丑两时为十二经气血运行之枢纽，应另开气父三焦或血母包络之穴，这种学术思想在王国瑞《扁鹊神应玉龙经》中也可查见，它可以用来弥补开穴过程中，戊日和癸日甲寅、乙卯、丙辰、巳未、辛酉等时无开穴的缺陷。

对子午流注三焦包络原穴寄属问题的我见　周桂桐．天津中医学院学报　1984，(4)：44~38.

明清以来，关于纳甲法中三焦原穴阳池和包络原穴大陵的寄属问题一直存在着分歧：明·徐风认为阳池穴应寄属壬日，大陵穴应寄属癸日，明·张景岳、清·陈修园、李学川等则认为阳池和大陵应分别寄于丙日和丁日，近人承淡安也支持张景岳观点，具体理解又不同于李学川，也未否定徐风说。如此关于阳池、大陵二穴的寄属问题就无所适从，难以理解了。

作者认为何若愚的纳穴方法是每日日干重见时，阳经纳三焦经关冲、液门、中渚、阳池、支沟、天井六穴；阴经纳心包络经中冲、劳宫、大陵、间使、曲泽五穴，这种纳穴方法，按井、荥、输、原、经、合顺序一并纳出，阳池、大陵已包括在五输穴之中，所以不存在阳池、大陵寄属问题。因此，阳池、大陵寄于壬癸和丙丁的分歧，实际上是由徐风修改了何若愚方法，成为每经纳一穴而引起的，以何氏方法为准，则阳池、大陵寄属的分歧就会得到统一认识。

子午流注纳甲法"甲己之年起丙寅"的探讨　贾斌，等．甘肃中医学院学报　1988，(1)：29~30.

甲己之年起丙寅，自寅算起，因为寅有"始"之意，乃为春生少阳冲和之气，万物必秉少阳冲和之气所生。故纳甲法始于甲日，甲日足少阳胆经穴先开，足少阳胆经寄于肝，肝胆在时为春，在五行为木，在方为东北，在卦为艮，在时为寅。

所以足少阳胆经，也是人体少阳春生之气，少阳冲和之气平和，则全身气机通畅，无病所生。因此临床多采用寅上起时，即"五虎建元"法，是有一定意义的。而子上起时，即"五子建元"法不常用，因为子时乃为一阳之始，万物虽有孳生之意，但伏于内，没有开始萌芽，人之气血均处于相对静止状态，必待黎明之时，开始运行，故子时不如意寅上起时好。而辰上起时法也不常用，因为辰在四时为春末夏初，万物均生长旺盛，辰又旺于四时，人之气血也逐渐旺盛，但没有开始之意，所以辰时也不如寅上起时更为完善。

甲子记时的数字排列规律与纳甲法配穴原理　刘保延．中国针灸　1991，11（5）：39～40．

子午流注纳甲法主要是指以日干为主的开穴方法。分析甲子记时的数字排列规律，则可看到此法是在经络脏腑化天干的基础上，按照干支记时数字排列规律来选取五输穴的一搭配穴法。

时干序数表

时干\时支	甲$_1$	乙$_2$	丙$_3$	丁$_4$	戊$_5$	己$_6$	庚$_7$	辛$_8$	壬$_9$	癸$_{10}$
子$_1$	1	3	5	7	9	1	3	5	7	9
丑$_2$	2	4	6	8	10	2	4	6	8	⑩
寅$_3$	3	5	7	9	1	3	5	7	⑨	1
卯$_4$	4	6	8	10	2	4	6	⑧	10	2
辰$_5$	5	7	9	1	3	5	⑦	9	1	3
巳$_6$	6	8	10	2	4	⑥	8	10	2	4
午$_7$	7	9	1	3	⑤	7	9	1	3	5
未$_8$	8	10	2	④	6	8	10	2	4	6
申$_9$	9	1	③	5	7	9	1	3	5	7
酉$_{10}$	10	②	4	6	8	10	2	4	6	8
戌$_{11}$	①	3	5	7	9	1	3	5	7	9
亥$_{12}$	2	4	6	8	10	2	4	6	8	10

将甲子记时中干支分别以序数代替，并将120个时干顺序列出，可发现从甲日戌时到癸日丑时的一行特殊数列。此行数列具有以下特性。①这是序数表中唯一一条从甲日到癸日，时干数从1到10依次递增的数列。②其上序数均与相应日干序数相同。③其上序数与相应时支序数之和均等于12。④此数列将序数表分为上下二部分，其上部分当日日干序数与相应时支序数之和均小于12，其下部分大于12，其上一位为11。⑤数列上二序数间均有10个序数，这些序数的奇偶性均隔位于数列序数性相同，其数值均以2增减。

纳甲法配穴原理中，时干支的排列规律决定了经脉穴的排列位置。①日干为井经：即每日"值日经"的井穴位于前述之特殊数列上，而井穴所属经脉则为与日干同性的脏腑经脉。②时干为经，依井列穴。即从已知的经井依次隔位定出其他四穴的五输穴性。③空位纳穴，即在尚未排穴的空时位上纳入心包、三焦的10个穴位。④逢输过原，即将阳经的6个原穴，均在其开输穴时一同列入。

从以上配穴过程可见所谓的开穴、闭穴是由于时干支排列规律所决定的。根据时干序数排列规律，我们不但可以较清楚地看到"纳甲法"配穴的原理，也可根据其找到较简单的"纳甲法"开穴计算法。

略论纳子法的临床应用规律　薛自强．江苏中医杂志1987，(6)：15～17.

广义纳子法又叫大周天，或大流注。在人体气血循行的时间规律中，凡是以天体日夜运动节律为对应规律的，即凡单纯以十二时支顺序对应人体气血循行规律的取穴方法，皆属纳子法。这些开穴规律除了补母泻子法以外，还有五输开穴法、任督开穴法、手足同名经开穴法、俞募开穴法等。

补母泻子法：以实则泻其子，虚则补其母的原则来推算开穴。五输开穴法：这种按时辰对应十二经脉流注的开穴方法，在其对应的时辰，该经的所有经穴皆为开穴。它与其他以日、时干支及阴阳属性相对应经、穴流注的开穴方法不同，可充分发挥五输穴主治特点，更贴切地达到"病穴相应"从而极大地提高疗效。手足同名经开穴法：人体手足同名经，究其本始，原为一体，经气相通，其阴阳属性相合。所以手足同名经之潮汐相应，应同时有穴可开。它的临床应用规律是：某经有病，在该经脉对应时辰同时取手足同名二经经穴作开穴治疗。若手足同名经同时有病，则此法尤为相宜。俞募开穴法：脏腑与经络在生理与病理上有相应关系，由此可推知，某经气血来潮时，相关的脏腑必应之。既然已经知道各经皆有气血旺盛的对应时辰，那么相关脏腑亦必推而知之。又因为俞穴和募穴是脏腑经气转输和汇聚的地方，所以在某经气血旺盛的对应时辰，可以同时开其脏腑相关的俞募穴。任督开穴法：《内经》营气篇阐述了十四经循行，但未注明时辰的对应关系。若以"营气篇"叙述的顺序可以画出两个圆：一个是十二经循行圆，另一个是任督循行圆。任督圆的循行时间规律亦应归属于以十二时辰为对应的纳子法中。其开穴规律仍以天人相应为根据，按督阳任阴对应昼夜阴阳的规律来开穴。

开穴可以配对症穴，子午流注针法除与所有的针法一样外，其特殊性有按时开穴，病穴相应；在开穴的前提下，选配对症穴。不应苛求既用开穴就不能配用它穴，否则不承认其效，应当看到同穴不同时（开穴与非开穴）有明显不同的效果。大量实验与临床事实已证明了这一点。

纳子法上述几种开穴法可单独应用，也可配合应用，这就扩大了纳子法的开穴内容，易于达到病穴相应，从而使纳子法能灵活地辨证地运用于临床。

子午流注纳子法开穴6法 薛自强·中医杂志 1987，(7)：46~48．

本文作者临床应用"纳子法"的六种开穴变化方法，通过病例介绍于后。这六种方法分别是：一、本经补母泻子法。二、它经补母泻子法。三、同名经开穴法。四、表里经开穴法。五、俞募开穴法。六、督任流注开穴法。

本文在"天人相应"学术思想的指导下,以《内经》为依据,参照古今文献,结合个人临床体会,总结了子午流注"纳子法"的几种开穴方法。以一日之中十二时辰营气流注的时辰对应经脉腧穴为原则。其要求是:①"开穴"与病相应。②"开穴"可以配"病穴"。这样就扩大了开穴范围,增强了灵活结合的性质,达到提高疗效的目的。

子午流注"养子时刻注穴法"初探　魏祥武,等.天津中医学院学报　1983,(1):25~30.

"养子时刻注穴法"首见于金·何若愚撰,阎明广注的《子午流注针经》。所谓"养子"乃五行母子相生;"时刻"即十二时辰与百刻;"注穴"指十二经气血各至本时注于所括之穴。是从"天人相应"观点出发,根据井荥输经合六十六穴出、流、注、过、行、入的气血流注盛衰开阖,配合阴阳、五行、天干、地支等,逐日按时开穴的一种针刺取穴法。

此法以时干为主,每一时辰相生养子五度,各注井荥输经合五穴,每穴约占1.6刻,合二十四分钟开一穴,每日十二时辰开六十穴合为百刻(加逢输过原为六十六穴)。

"养子时刻注穴法"的开穴规律,是先开与本时辰相应经脉的井穴,然后根据"阳时开阳穴"、"阴时开阴穴"及"经生经"、"穴生穴"的原则,开本时辰其他穴。每时辰相生五经,流注五穴。凡遇到阳干重见纳三焦经五输穴,阴干重见则纳包络五输穴。

本法每一时辰开五穴,每日各时辰均有开穴,日日相连,循环不息,较纳甲法和纳子法便于临床应用。而且除纳穴外,时干相同则开穴一致,比较容易掌握。

笔者曾试用"养子时刻注穴法"和辨证取穴法对54例高血压患者随机配对分组门诊对照观察,每组27例,各以10次为一疗程,隔日一次,二个疗程后进行比较。结果养子时刻注穴组比辨证组收缩压平均下降多8.77毫米汞柱,舒张压平均下降多7.97mmHg汞柱。经统计学处理，两组收缩压差异显著，($P<0.05$)，舒张压差异非常显著（$P<0.01$）。养子时刻注穴法组有较辨证组疗效略高的趋势。

子午流注"养子时刻注穴法"　曹一鸣．天津中医1984，（2）：27～28．

本法与纳甲法有异同之处

一、相同点：①均是金代何若愚所创，始见于《子午流注针经》一书。②均以天干为主，阳干开阳经穴，阴干开阴经穴。③均以五行相生关系开穴，所谓"经生经"、"穴生穴"的规律。④均以阳纳三焦经五输穴，阴纳包络经五输穴。

二、相异点：①纳甲法：以日干为主，有气血流注的值日与当天时间的本日之别。养子法：以时干为主，没有值时与本时的说法。②纳甲法：一日开六穴（包括纳穴在内），加上所过原穴，十日共开六十六穴。养子法：一日开六十穴，加上所过原穴，一日共开六十六穴。③纳甲法：每隔一个时辰开一穴，在癸日有十个时辰不开穴，称为闭穴。养子法：每24分钟开一穴，任何时刻均有开穴，无闭穴。④纳甲法：在值日经最后一个时辰为纳穴。养子法：以阳时合阳日，阴时合阴日为纳穴。

灵龟八法的临床运用　刘冠军，等．哈尔滨中医　1961，4（8）：44～47．

"灵龟八法"的运用，是以五门十变作为基本法则，并以奇经八脉的所属八个腧穴，配合九宫、八卦、天干、地支等，来按日按时进行开穴。"灵龟"二字是出于"洛书"，以龟之形状而划为九数，八法的运用就是以此数定其穴，按穴开刺。八卦之来源是始于《易经》，为乾、坎、艮、震、巽、离、坤、兑。是古人本着自然界的发展变化和事物的演进节律，经过长期的经验积累而获得的。奇经八穴就是任、督、冲、带、阴维、阳维、阴跷、阳跷八条奇经与十二正经相交的八个穴位。八穴与九宫、八卦的联系是"坎一联申脉，照海坤二五，震三属外关，巽四临泣属，乾六是公孙，兑七后溪府，艮八属内关，离九列缺主"。天干有十，为甲、乙、丙、丁、戊、己、庚、辛、壬、癸。地支有十二，为子、丑、寅、卯、辰、巳、午、未、申、酉、戌、亥，干支相配，成六十花甲子。一年三百六十五日，每日都有一个干支代表，逐日的每个干支均有一个代表数字，"甲己辰戌丑未十，乙庚申酉九为期，丁壬寅卯八成数，戊癸巳午七相宜，丙辛亥子亦七数，逐日干支即可知。"这些代数的来源是按五行生成数而来，每日二十四小时由十二地支代表，每时辰同样有代数表示，见歌："甲己子午九宜用，乙庚丑未八无疑，丙午寅申七作数，丁壬卯酉六须知，戊癸辰戌各有五，己亥单加四共齐，阳日除九阴除六，不及零余往下推。"歌中后两句是运用演算方法。奇经八穴是正经与八脉的交会据点，主治范围极为广泛，其中每一个穴位能治疗所属经病和相通的八脉为病，这八个穴在治疗上还有配偶关系。公孙与内关相合称为父母，后溪与申脉相合称为夫妻，临泣与外关相合称作男女，列缺与照海相合称为主客。运用八法的选日定穴，也正如承淡安所云，"推算八脉八法的开穴时间，等于做一个算术的习题。"运用时先需求得日干支与时干支的代数，然后将四数相加再被日干除，阳日除九，阴日除六。所得余数即为所开穴位代数。

灵龟八法初探　彭荣琛．浙江中医杂志　1981，16（9）：400～402.

灵龟八法是一种古代的针灸取穴方法，在不同时间运用八个穴位配合施治。此法强调了针灸取穴与时间的关系，认为八穴各有其最佳疗效时间，在这种时间内用穴就能提高疗效。

灵龟八法中"灵龟"有两种含意：说明灵龟八法有神灵变化之功；说明本法是运用龟甲上的花纹进行占卜以选穴。"八法"是说明八卦与奇经八脉中八个穴位的关系的一种方法。

要推出灵龟八法应该使用的穴位要弄清如下内容：①日干

支所代表的数值。②时干支所代表的数值。③八穴所代表的数值。灵龟八法推算法：首先将当日的日干支和该日的时干支的数值加起来，然后根据"阳日除九阴除六，不及零余穴下推"的原则，将其和数按照阳日用9除，阴日用6除的方法进行运算，得到的余数按八卦所代表的数值查出穴位来，就用此穴针灸治疗。若无余数，则阳日以9为其数，穴取列缺，阴日以6为其数，穴取公孙。

在灵龟八法推算中可见，日时干支数值对选穴有决定作用，那么，这些数值是怎样得来的？它们是怎样与干支搭配起来的呢？笔者经分析认为：日干支数值与河图数值的关系较密切，亦是以天地阴阳生成数为其数值的。干支与数字的关系，是由于气象学的原因配合起来，用以说明事物的生长变化的。时干支数值的来源与九有关。在单数中九为最大值，而且是阳数，在河图中九被称为老阳之数。天干中从甲按顺序数到壬正是第九数，地支中从子按顺序数到申正是第九数，因此天干中以壬为老阳数的代表，就是以该干支到壬申的间隔而定的。阳日除九，阴日除六的意义：阳至九为极，阴至六为极，灵龟八法用六与九来衡量气血运行情况，气血每日五十营于周身。阳日除九，即用九来衡量阳日之阳气在人体循环了几周（一个九表示循环了一周），即盛衰了几次。所余之数就说明阳气正运行在一个整循环当中的某个地方，而把这个地方定为一个开穴，这样针灸时就能在阳光最旺盛的地方进行，以充分调动正气抗邪，从而取得最好的疗效。阴日是阴气主持气机，阳日除六，意义与阳日同。灵龟八法究竟首创于何人，已无资料可查。元人窦汉卿进行了整理，并加以提倡，在当时的历史条件下使用针灸治疗疾病时能注意时辰与穴值的关系，并通过一系列计算方法，把这种关系密切起来和表达出来，应该说是可贵的。

从九宫图与生物钟的关系探讨时辰针灸学 彭荣琛．上海针灸杂志 1982，(3)：34~38．

1. 时辰针灸的理论概要：①生理。②病理。③治法。

④刺禁。

2. 九宫图原理初探：①九宫图表达了天地之气的变动规律。②九宫图是一座古代模拟生物钟。

论灵龟八法的理论及临床运用 管遵惠．第二届全国针灸针麻学术讨论会论文摘要 1984，95．

灵龟八法是以八脉八穴为主的一种按时配穴法。灵龟八法比较广泛而灵活地运用了古代哲学和中医理论。它的精神实质着重强调人体本身的统一性、完整性及其与自然界密切相关的联系。灵龟八法根据阴阳、八卦、五行生成、天干地支、五运化合等理论，并运用数学运算，推演了奇经八脉的气血盛衰和腧穴开阖的一些变化规律。本文比较系统地探讨了灵龟八法的理论，阐述了灵龟八法的由来及意义，灵龟八法的组成内容及理论根据，介绍了灵龟八法的开穴方法，通过病案举例，提示了灵龟八法的临床运用要点。

八卦与经脉流注次序 郑占武，等．陕西中医学院学报 1990，(4)：22～23．

《内经》中关于经脉的流注次序，历来众说纷纭，不少学者从医学角度进行了探讨，并做了大量的理论阐述，但均未能触及其实质，笔者认识到其真正的理论依据是源于《易经》的阴阳升降原理及园道节律。

《易经》发展至战国时期，才至成熟，即现在所说的《周易》，《周易》除有文字外，更主要的是由爻象所组成的先后天八卦太极图。先天图又称为伏羲氏八卦图。后天图亦称文王八卦图。两图的排列方位是有严格区别的，故两者所表示的意义也自然有别。先天八卦图作为事物运行的模式，其排列次序是：乾一、兑二、离三、震四、巽五、坎六、艮七、坤八。以此划分人体脏腑经脉时，则兑金代表属金的肺与大肠，离火代表心与小肠，震相火代表三焦心包，巽木代表肝胆，坎水代表肾膀胱，艮土代表脾胃，督脉归于乾，任脉归于坤，这样可得到配有十四经脉的八卦图。先天卦的运行规律是按"阴升阳降"的园道规律进行的，即阳仪从乾开始依序为兑、离、震，阴仪则由坤卦始而依次为艮、坎、巽。这种园道运行过程是由一阳一阴的相互交替进行。按照园道运行过程则十四经脉依照督、任、肺、大肠、胃、脾、心、小肠、膀胱、肾、心包、三焦、胆、肝次序循环，这是由经脉脏腑与八卦对应关系排出的，正好与《灵枢·经脉篇》所论述的经脉循行次序一致。所以说经脉流注次序是和八卦园道规律相一致的。可见经脉流注次序的建立是在八卦升降与园道规律基础上形成和发展起来的。后世医学家在《内经》经脉流注次序基础上，按照人体经脉气血运行出注的时间与自然界气机活动变化规律的同步关系，将经脉纳入十二时辰中，从而形成了"子午流注针法"。但后世医家去掉了任督二脉，单用代表具体脏腑的十二经脉，并将其纳入每天十二时辰中，形成了现在的"子午流注"法。

由于去掉了两经，就造成了子午流注法在治疗上有失误的原因。可以从以下几点看出：首先将十四经脉减为十二经脉，造成了人体经脉中气血流注时间与一日中实际时间的误差，即在特定时间内经气并未充盈或衰减的现象，影响治疗效果。其次，将古人所说的二十八脉一日营五十周，改为十二经（二十四经脉）一日营运一周，即一个时辰值司一条经脉，这显然不合乎人体的生理功能，与古人的天人相应观相背甚远。所以有必要对"子午流注"法重新评价。

灵龟八法开穴规律探析　管遵惠，等．云南中医杂志1987，(1)：26～28．

六十甲子奇经八脉交会穴逐日按时开穴次数分析：在60天中，每日十二时辰，每时辰开一穴，共开穴720次，其中照海开穴220次，外关107次，足临泣106次，申脉98次，公孙96次，内关32次，列缺31次，后溪30次。各穴开穴次数不一，说明奇经八脉的气血盛衰和穴位开阖与十二经脉的气血按时盛衰的规律不同。

灵龟八法逐日按时开穴代数的分析：天干相同的各日，开穴的代数和比较接近。六阳干代数总和均在 300 以上，而六阴干代数总和均在 300 以下。经统计学处理，$P < 0.01$，说明阳日与阴日各存在着不同的开穴规律。

六十甲子灵龟八法阴阳的开穴对比分析：六十甲子，阴经共开穴 379 次，阳经共开穴 341 次，阴经开穴多于阳经，说明奇经八脉中阴经气血较旺。

灵龟八法各时辰开穴次数的分析：将八脉交会穴在六十天中各时辰的开穴次数，绘制成坐标图像，经分析，呈不规则坐标。说明开穴不是顺序开阖，奇经八脉的经气亦不按时辰顺序循环传注。但阴时、阳时总开穴数基本相等，说明总体上各经脉阴时与阳时气血运行是相对均衡的。

夫妻配穴法　杜毓来．新疆中医药　1986，(4)：45～47.

夫妻配穴法是针灸临床中一种古代处方配穴法则，它的组合方法是从十个天干数字配合十二正经，以阳干配六腑，阴干配六脏，用逢五相合为准则，达到阳病治阴，阴病治阳的目的。具体组合是：一六共属即甲己相合，二七同道即乙与庚合，三八为朋即丙与辛合，四九为友即丁与壬合，五十相守即戊与癸合。夫妻配穴法中的甲己、乙庚、丙辛、丁壬、戊癸的组合方法也是古代运气学说中的十干化运在针灸学中的反应和移用，也就是说夫妻配穴法是由运气学说中派生出来的。《子午流注针法》一书中说过：天干有阴阳之别，以阳为夫，以阴为妻，按十干的相合与其代表的经穴，就是所谓夫妻穴的由来。文中从古代针灸歌赋中有关夫妻配穴的使用方法中选出数例加以说明。

用子午流注学说探讨老年性原发性高血压病患者昼夜血压变化　唐树德，等．浙江中医杂志　1987，22（2）：79.

对本病老年住院患者 100 例测得一天中戌时（20：00 时）和申时（16：00 时）血压最高，午时（12：00 时）血压最低。子午流注学说认为申时气血流注于足太阳膀胱经，酉时气血流注于足少阴肾经，而该两经互为表里，原发性高血压与肾虚的关系至为密切，现代医学认为肾功能（肾血流量及肾小球滤过率）达到高峰的时刻是下午5：30时左右，也即肾经与膀胱经气血运行最旺盛的时刻，此时阴虚阳亢更为突出，因而血压最高；戌时气血流注于手厥阴心包经，肾虚水不济火，阳亢殊甚，故此时血压亦高。可能由于午时阳极阴生、阴渐制阳，故血压最低。

1137例死亡病人与子午流注、五运六气学说关系的调查报告 程国俊，等. 上海针灸杂志 1984，(4)：32~33.

为了进一步认识"运气"、"子午流注"学说的科学性，作者对本地区的1137例死亡病人进行了调查，现将调查情况报告如下。

1. 子午流注纳甲法十干主日与五脏病死亡的关系：1137例死亡病人中，十干主日死亡最高为辛日，共137例，占总数的12.1%，大于平均值20.5%；最低为戊日，共98例，占总数的8.6%，小于平均值13.8%。

2. 子午流注纳子法十二时辰与五脏病死亡的关系：①十二时辰死亡分布：1137例死亡病人中，死亡最高时辰为未、申时，共221例，占总数的94.4%，大于平均值16.6%；最低时辰为酉时，共81例，占总数的7.1%，小于平均值28.76%。②五脏病死亡时辰的规律：本资料表明，各脏疾病死亡时辰均有其特殊的规律性。肝脏病死亡时辰峰值在未时，占肝脏病总数的13.4%，谷值在酉时，占总数的4.4%；肺脏病死亡峰值在申、亥时，脾脏病死亡峰值在酉、申时，心脏病死亡峰值在寅时，肾脏病死亡峰值在申、卯时。癌症死亡峰值在卯、戌、丑时。

3. 五运六气学说与脏腑病死亡的关系：运气学说始于《内经》。五运即指木、火、土、金、水；六气指风、寒、暑、湿、燥、火。作者根据运气学说的有关内容，分析本地区气候变化与五脏病死亡的规律。包括大运、主运、逐年客运、主气与五脏病死亡的关系。

本文初步揭示了"五运六气"、"子午流注"对五脏病死亡的一些规律。通过总结，认为必须进一步挖掘和研究中医学，为延长人的寿命作出努力。

子午流注与病死时间规律初探（附645例住院病死患者死亡时间分析） 刘秉忠，等．内蒙古中医药　1987，(4)：45~47.

根据五脏六腑生理活动和病理反应，依据《病机十九条》及脏腑辨证法，对本组病例逐一辨证分析，以确定属何经病变，然后统计各时辰、日、月、季节及节气的死亡例数。结果：受诸规律影响死亡者551例，不符合者94例。提示可根据时辰、季、节令、日、五行之间的生克等与脏腑经脉流注的关系，推断某些疾病的死亡时刻，告诫我们在诊断疾病时，要"谨候气宜，无失病机"。

评《子午流注传真》 梁寿田．上海针灸杂志　1986，5 (3)：42.

引证文献，多有失误。①指"长桑君天星秘诀歌"为扁鹊所著，不知何据？②称窦汉卿著《流注指微针赋》，究何所本？③《标幽赋》载于《针经指南》中，《传真》却将二者并列起来，显属行文方法之误。④子母补泻时间表与歌诀均把阳辅误为阳陵（胆属木，实泻其子，应取火穴——阳辅）。其歌诀称载于《针灸大成》，但遍查数种版本，均未见有该歌。

说理错误，编集草率。①云"在阴历的朔望两日，日月两种吸力互相抵消，潮则小"，恰恰相反，此朔望二日却是大海潮。②云："河图之数……整体分成直线、横线、斜线，三线相加皆是十五"，"这是河图的基本规律"，简直把"洛书"变作河图了。③云"五腧穴即五脏五腧……分布于从指（趾）至肘膝以上之躯体部"。应在"五脏五腧"后加"六腑六腧"，方合66穴流注之数；"肘膝以上"应改为"肘膝以下"，"躯体部"应改为"四肢远端"。

转录随便，印象模糊。①"五虎建元歌"乃日干求时法，非年干求月歌。再如"甲己二日,以寅上起丙",它的一月均为"丙寅时"等云,年、月、日、时的印象模糊不清,应为"甲己二年以寅上起丙,它的一月均为丙寅月",余类推。②照海穴主治歌的后五句,却把列缺穴错录进去,应予纠正。"灵龟八法六十日甲子逐日取穴表"与"灵龟八法按时取穴图"的子丑二时的编列法,均是下一日的时辰,《传真》却将开穴计数倒推在本日的寅时之前,显属非是;同时,表中开穴的数字错误颇多。

临床应用

纳甲法

运用子午流注原理施行针灸的治验介绍 孙启勤. 福建中医药 1961，(4)：13~15.

作者于庚子、辛丑年间将子午流注针法广泛应用于临床，并认真观察疗效和总结经验。两年来，应用此法治疗数千例患者，其中绝大部分是久治不愈缠绵多年的慢性痼疾，经子午流注针法治之效果满意。文中列举了作者单纯用子午流注纳甲法治愈睾丸炎、顽固性头痛、耳聋、遗精、淋巴结核、神经衰弱的病例各1例。作者认为：①子午流注针法由来已久，它是以十二经的井荥输原经合六十六穴为基础，注重气血流注，以时间为主要条件，成为针灸疗法中的独特一环。通过临床实践，所向无不取验，此乃高级针术之一，实为祖国医学中的最为宝贵的遗产。②操作子午流注必须要过三关，头一关是经络关，第二关是腧穴关，第三关是时机关。对经络的走向要熟悉，补泻迎随才有依。五腧穴要钻研，力求取穴准确熟练。因子午流注是以时间为主要条件，因此，对天干地支得花时间研究一番。③限于条件，目前还只能在上午开展，因此开穴有限不够全面。但这并不能影响临床观察和实验，相反的更加显示出子午流注法的优点。

子午流注的临床分经运用 李子麟. 哈尔滨中医 1963，(1)：28~37.

作者重点介绍子午流注纳甲法的使用方法并附有子午流注分经取穴12图，最后介绍病案二则。

一、左某，男，35岁，经某医院确诊为肝炎。于1962年4月3日下午1：00时，针刺太冲（左）过太渊（左），因当日为辛日乙未时,开肝经输穴太冲和过肺经输穴太渊,同时配以三里、内关(因临床有食欲不振、失眠等症)等穴,用中等刺激手法,并卧针15分钟,每隔五日针一次,计针四次后,原肝大2公分,缩到0.5公分以下,同时临床症状消失。

二、李某,男,32岁,经某医院确诊为肝炎,于1962年5月1日晚9:00时,针刺中封(双),因当日当时为己日己亥时,开肝经经穴中封,同时配以三阴交、三里等穴(因临床有脾胃虚弱、失眠等症)用中等刺激手法,并卧针15分钟,每隔五日针一次,针五次后,肝功基本正常。

针灸在治疗中毒性休克中的应用 殷慕道,等. 福建中医药 1965,10(1):19~21.

中毒性休克在各类休克中死亡率最高。作者采用针灸疗法治疗急腹症并发严重中毒性休克6例,未有死亡。报告4例。

一、林某,男,16岁,学生。主诉右侧腹股沟肿物突出不能还纳及剧痛一天半。诊断为右侧腹股沟绞窄性斜疝并发中毒性休克。立即行疝环松解术。术后情况加重,血压及脉搏不能测及,并合并尿闭,高烧达41℃,经处理未见好转,请针灸科会诊。当时9时半(乙巳日,丁亥时),主开手少阴心经荥穴少府,男本当取左,时在午后属阴,独取右,另在膻中、中脘、足三里隔姜灸各三壮,经针灸后,患者病情有显著改善。继针治二次,患者转危为安。

二、施某,男,33岁,农民。以脐周阵发性疼痛伴腹胀呕吐便秘,肛门不能排气三天入院。诊断为急性绞窄性肠梗阻(肠已坏死)。行急诊手术,术后患者体温低在35℃以下,神志不清,收缩压80mmHg以下或不能测及,经抗休克措施不效。于第二日上午9时半按子午流注(癸巳日,丁巳时)主穴闭合,取手厥阴经大陵穴,时在上午,独取其左。右侧大陵、膻中隔姜各灸三壮。针治2次,病情好转,月余痊愈出院。

三、林某,男,22岁,农民。诉全腹部阵发性绞痛腹胀及停止排便排气已二天。诊断为急性绞窄性肠梗阻（肠坏死），并发中毒性休克。即行手术。术中血压降至90mmHg，体温40.3℃，术后神志不清，烦躁，经抢救未效。时值戊辰日庚申时主开手阳明大肠经荥水穴二间，并加针人中、印堂及十二井出血。针后病情好转，神志渐清，继续治疗，痊愈出院。

四、陈某，男，6岁，诉阵发性脐周痛，腹胀、呕吐、便秘等已月余。临床诊断为慢性肠梗阻（粘连性）。术后患者当晚高烧40℃以上，神志不清，极度烦躁，经抢救不效。时值己酉日庚午时，主互皆阖，遂取母穴大都，左针右灸，加灸关元。治后神志清醒，体温降至38.5℃，继续治疗2次，病渐好转，月余痊愈出院。

作者通过长期临床观察，深刻体会到子午流注针法优于其他取穴方法。特别在抢救危重病人中，开始经验不足，还不敢单取主开独穴使用，尚调动部分要穴作为补充，后来通过细致观察，发现主开经穴，功效卓著，治疗中起决定性作用，尤其对治疗中毒性休克效果十分显著。

用子午流注针法治愈病毒性脑炎后瘫痪一例报告　包向阳．中医药学报　1981，（2）：29~31．

郅某，女，10岁。因言语不利，肢体瘫痪月余，于1980年2月12日入院。患"病脑"月余，现意识清楚，精神委靡，言语謇涩，四肢瘫痪，左上肢屈曲痉挛，手拳握固，左下肢伸直痉挛，不能自动翻身起坐。病理反射双侧均（+）。治疗方法：按时开穴，配穴治疗，按纳甲法于来诊时间取开穴治疗，然后针体穴如廉泉、地仓、曲池、外关、合谷、肩髃、肩井、足三里、绝骨、环跳、伏兔、三阴交、委中等。每日1次，12次为一疗程，中间休息3天。随着病情的逐步好转，体针及头针有所变化。共治疗四个疗程，结果右侧肢体功能恢复正常，左侧上下肢肌力均四级，言语流利，饮水不呛，翻身起坐较灵活。

脑炎后的瘫痪，往往留下较严重的后遗症，采用子午流注针法后可收到较满意的疗效，尤其上肢的恢复较快，在1980年3月3日丙日乙未时开劳宫穴时痉挛握固40天的手拳顿时撒开并能进行伸屈动作。临床体会子午流注针法虽然有其特有的规定，但是也有其很大的灵活性，决不是不分病情死板固定的，尤其是"按时开穴、配穴治疗"的原则简便易行，它是在气血流注、按时开穴的基础上根据病情选配其他与病情相适应的腧穴进行治疗。它的选配原则皆可先取流注开穴，后配局部、循经及经验有效穴，这样可以增加临床疗效。

子午流注纳甲针法临床应用举隅　詹永康．湖南医药杂志1982，(1)：42．

子午流注应用于针灸治疗，即时间、开穴、补泻手法。文中列举4则应用本法取效的病例。如一例耳鸣3年患者，曾服中药百余剂无效，用本法先予纳甲法开穴针治，于辛日乙未时，先开肺经原穴太渊，次针肾经原穴太溪（均用补法），针后耳鸣减轻大半。次日又按纳子法于戌时先针补太溪、复溜，次针补经渠、太渊，留针30分钟，针后痊愈。本法多以迎随、呼吸、开阖之补泻手法浅刺。按时开穴之疗效优于非按时开穴。作者认为以上观察为研究经络感传或激发经络感传的时间因素提供了临床依据。

按时开穴法治验3则　刘冠军．陕西中医　1982，3（6）：11～12．

一、肾泻（肠结核）：王某，男，49岁，1976年7月20日初诊。有肺痨史，经治好转。于2年前发生腹泻，时好时犯。近二月来，每到下午六、七点钟，自觉肠鸣、腹痛，遂即腹泻，无脓血，小便清长。经省医院诊断为肠结核，投抗痨及中药四神丸等，效不显。查：发育正常，营养欠佳，面色淡黄，舌苔薄白，两尺脉沉弱无力。心肺（-），腹软，肝脾未及。中医诊为肾泻。乃肾阳不足，命门火衰，脾失温养而致腹泻。治以温补脾肾法，取命门以补肾火，益肾阳，加脾经大都，胃募天枢，以调整肠胃，扶助脾气，经治4次，病仍如故。

考人体气血酉时（下午5～7时）循入肾经，该患者乃由肾阳不足，经用北航产经络测定仪测查肾经原穴太溪，结果表明左16微安，右7微安。乃改用纳甲法开穴。时值己日癸酉时，正当肾经输穴太溪值时，遂取28号毫针，采用补法，留针15分钟，仍配命门、大都、天枢，次日大便提前2小时；再诊庚日乙酉时无穴可开，乃取肝经大敦补之；辛日丁酉心经灵道开穴，壬日己酉无穴可开，乃采脾经火穴大都。经上述四日按时开穴治疗，休息三日后来诊，腹泻停止，大便成形。均在上午9时左右而愈，经测胃经原穴，左27微安，右28微安。

二、眩晕症（高血压）：迟某，女，47岁，1976年8月15日初诊。头痛眩晕，患高血压已二年之久。近2周来，时发头痛、眩晕，多梦善恐。小便多，大便间日一次，停经三月。用降压药效差。查：发育正常，营养佳，四肢活动自如，面赤体胖，舌赤苔腻，脉沉牢有力，两尺小弱，血压200/120mmHg。中医诊为眩晕症。根据脉症，显见病由肾水不足，不能上荣肝木，肝阳上亢，魂不守舍所致。宜滋水涵木以平肝亢，定时开穴治疗。第一次于甲日癸酉时，互取肾经输穴太溪补之，益肾水而养肝木，加太冲平肝阳，再配风池以止眩；第二次于己日癸酉时，开取太溪，配神门安神镇静；第三次于丙日癸巳时，互取肾经荥火穴然谷，配风池；第四次于戊日乙卯时，开取肝经合水穴曲泉，配风池。四次针后，血压160/100mmHg，眩晕止，眠佳。随访半月，血压基本稳定。

三、呕吐症（神经性呕吐）：李某，女，23岁，1977年4月2日初诊。于二月前因生气卧睡，醒后吃饭，约半小时许发生呕吐。经某医院诊为神经性呕吐，服止呕镇静剂无效。查：体健面赤，舌赤苔腻，左关脉沉弦，心肺肝脾均无异常，血压95/65mmHg，胃钡餐透视无异常所见。中医诊断呕吐症。此属肝气犯胃，当行气疏肝，调中降逆为主。乃针胃募中脘降逆止呕，足三里和胃，太冲行气疏肝。连续针治8次，呕吐如常。乃改用流注纳甲法，定时于乙日乙酉时针刺大敦平肝气，加内关止呕，足三里降逆，丙日乙未时互取太冲平肝气，配穴同上；戊日乙卯时开取曲泉行肝郁，配太冲平肝，加内关止呕，经治4次，饭后呕吐停止。两月后讯宿疾未犯。

子午流注纳甲法治疗周围性面神经麻痹22例 刘豫淑，等．湖北中医杂志 1983,（1）：47～48.

近两年来，作者运用子午流注纳甲取穴法，电子计算机辨证取穴法及传统经验取穴法等方法，分别治疗面神经麻痹22例，将结果报道如下。

治疗方法：①开穴组：全部按患者来诊时间之不同，根据子午流注纳甲法取穴（在子午流注纳甲法闭穴的时辰，则取单玉堂氏补充的穴位）。每日针刺治疗一次，每次留针20分钟，治疗期间停用其他方法。②电脑组：基本穴位是攒竹透睛明、地仓透颊车、翳风、合谷、风池等，并根据辨证分为六型，随证选用其他穴位。③经验组：主穴：地仓、颊车、丝竹空、攒竹、内庭、人中、承浆、曲池、合谷；配穴：迎香、睛明、阳白、翳风、风池、下关。根据病情每次选用患侧主穴3～4个，配穴1～2个。每日或隔日治疗一次。

治疗结果：开穴组痊愈20例（90.9%），电脑组痊愈18例（81.8%），经验组11例（50%），各组治愈率是开穴组＞电脑组＞经验组。从治疗天数来看，在20天以内痊愈的病例中，开穴组为18例，占81.8%；电脑组为15例，占68.1%；经验组则无1例痊愈。

本治疗结果初步说明子午流注理论具有一定的实用价值。开穴组与电脑组，尤其是与经验组相比，除了具有疗效高的优点外，还具有取穴少、痛苦少、疗程短、恢复快的优点，不失为一种简便有效的治疗方法。

子午流注针法的临床运用　吴传先．四川中医　1983，1(3)：51~52．

一、女，24岁。悲泣、自语、呆坐不眠、不知饥饿，月经先后无定期，量少。用一般配穴法针刺效不显，改用本法。约患者甲日卯时针刺。2诊：于甲子日就诊时烦躁、不眠、悲泣，开穴右神门，二补一泻，配右三阴交，一补二泻。3诊：于己日、甲戌日卯时针右神门，呼吸补泻二补一泻，配补足三里，对答正常，迟钝，针4次痊愈。

二、男，24岁。素有胃痛，近年来加重，食少畏寒。治法：于甲子日开穴左神门，呼吸补泻，二补一泻，用6数行针6次，配双侧足三里补法留针。2诊：3日未痛，食欲增加，丁卯日丙午时流注开穴后溪（左），呼吸补泻，二补一泻，用7数行针5次。3诊：因寒微痛，己巳时流注开穴左商丘，5数行针5次，配内关，补法留针。治疗4次痊愈，随访18年未复发。

子午流注针法在临床上的运用　吴刚．江西中医药1983，(6)：34．

一、男，年40左右。因下颌关节功能障碍，口不能张开，经服药与理疗，未见寸效，遂来我科求治。诊时所见：口只能张开约一公分许，陪人代诉：不能食，仅能从壶嘴里灌些流汁以度日，病人十分焦虑。治疗：时正值丁日午时，针刺左后溪贯中渚，行泻法，加刺左合谷，留针一刻，各行针三度，针毕，下颌关节未觉变动，但于当日下午四时许，患者前来告知，针完回去后进午餐时口能张开了。

二、女，年方十六，因踢毽子，不慎跌坐于地，以致腰骶骨痛，久之不能爬起，待后步呈跛状。是日系丙寅日，戊戌时，按子午针法对该症不适应，乃取灵龟针法开穴，刺右后溪，行泻法（采用迎随，捻转，九六中的泻法相结合），行针一度，痛显减，行针三度后，痛消失，行动如常。

三、李某，男，62岁。患者因高血压病、脑血管痉挛及面神经炎，于 1982 年 1 月 3 日入院治疗，因头痛不止，请会诊。会诊时所见：患者卧于床，以手按抚头部呼痛不休，问其痛性质，乃为后头部呈灼胀痛，易怒，口干略苦，舌质淡红，苔黄，脉弦。是日系戊子日，丙辰时，按子午流注针法针刺左后溪，其痛显著减轻，再针左昆仑穴，其痛立止。1 月 6 日（二诊），自述昨日针后，已获显效，今仅有微痛，是日系己丑日戊辰时，按子午针法，刺左支沟，配合针刺左侠溪。1 月 7 日（三诊），略感头痛，但轻多了，本日系庚寅日癸未时，按灵龟针法刺左外关加刺左太冲，针后痛消失。又诉：自上次针后，不易发脾气了。以后又曾针风池、内关或行间数次而痛未发。

运用"子午流注法"治验 3 则　谢国胜．湖南医药杂志 1983，(4)：55~57.

一、右侧坐骨神经痛女性患者，多方求治无效，1981 年 4 月 1 日（己酉日乙亥时）按"子午流注法"开中封穴（双侧）配外关、临泣（均左侧），复诊仍如上法，三诊以"灵龟八法"开穴照海、列缺、并配阿是穴温针，病即痊愈。

二、癫狂 50 余天之女性，卧床不起，神志恍惚，精神抑郁，喃喃自语，不思饮食。时届乙酉日甲戌时，阴日阳时无穴开，取甲日甲戌时窍阴合日互用，并结合"灵龟八法"取穴外关、足临泣、足窍阴点刺放血，针至乙亥时开穴中封，八法穴易取申脉配后溪。每天 1 次，左右交替使用。从 4 月 1 日~9 日均逐日按时取穴，病情痊愈。

三、一青年女性产时子痫，症见烦躁不安，双手乱抓乱舞，颈项强直，角弓反张，牙关紧闭，喉间痰鸣，目睛上吊，经用西医对症治疗后稍好转，于下午 7 点半邀诊，戊戌时阴日阳时无开穴，待至己亥时，旋即以维生素 B_1 100mg 注于左阴陵泉，鲁米那 0.1ml 注于右阴陵泉，次日凌晨时间为壬辰日辛丑时，以鲁米那注于曲泽穴，此时能回答问话，神志渐清。再依法治疗 1 次，痉证未再发作。

流注针法医案 5 则　遇广生. 上海针灸杂志　1984,（2）：20～21, 36.

一、目斜视：严某，女，15 岁，学生。1982 年 9 月 11 日初诊。两月前患感冒，病后视力下降，视物成双，模糊不清。平素患有鼻渊，无外伤病史。来诊时左黑睛偏向外上方，眼眶及颊部轻度浮肿，视物双影，模糊不清，未见明显疼痛、震颤等症状。诊为复视，内直肌麻痹，服中西药效果不显著，来我科诊治。诊其脉三部沉弱，初潮 13 岁，月事不调。平日腰酸痛较为明显，视其舌色淡红，苔薄白，面色苍白，精神疲惫，头晕，耳鸣，失眠。按肝肾不足、虚风内动针治旬日无效。1982 年 9 月 21 日改用子午流注纳甲法。按该患者病在肝胆，适值丁日甲辰时开主穴阳陵泉，客穴侠溪，系阴日阳时开阳经互用穴，阳陵为胆经合穴，侠溪为荥穴，用随而济之，以扶其正，使经气通顺，配穴同前，补法，留针 20 分钟。针后即有明显改善，再针两次基本恢复。

二、头痛：周某，女，34 岁，工人。1962 年 3 月 8 日初诊。十年前恼怒，情志抑郁而发头痛。来诊时巅顶及两颞剧痛，日轻夜重，不得安卧，易怒、头眩，服止痛药能暂减，平时经行不定期，来潮腹痛，量少，色紫暗。诊其脉沉弦微数，舌红，苔黄。以疏肝降逆泻火法，连针两周，眩晕稍减，但入夜仍剧痛不休。乃于 3 月 23 日庚日乙酉时用肝经井穴大敦，以开闭通窍，为合日互用，配百会、临泣、太阳等，针后显效，入夜痛减。再诊 3 月 24 日辛日乙未时开主穴太冲过太渊（反本还原），客穴劳宫，为阴日阴时开阴经穴。3 月 25 日壬日甲辰时开主穴侠溪，为胆经荥穴，客穴阳陵泉，为胆经合穴，为阳日阳时开阳经穴。治疗三次痛止病除。迄今 20 余年，随访未复发。

三、头肢震颤：张某，女，40 岁，记账员。1982 年 8 月 26 日初诊。1979 年恼怒之后右手震颤不止，继之头颤，颈斜。近一年来经常腹泻，纳差，日渐消瘦，面色潮红，精神委靡，视物不清,头眩,失眠,梦多,经西医诊为神经性斜颈、神经官能症,曾在市某医院服中西药,效果不显著,而来针治,诊其脉沉弦,舌质红绛,苔薄黄。以健脾柔肝、息风镇痉法针十八次病情如故。改用纳甲法,于9月20日丙日乙未时开劳宫、太冲以泻火柔肝。如此针5次后颈斜头颤已消失,手颤减轻,取得显效。

另举两例偏头痛患者,经纳甲法开穴治疗均痊愈。临床体会对久治不愈之瘤疾,改用子午流注针法,在同一病体上,往往出现两种不同的疗效,说明流注针法确有独到之处。再者勿论症情属虚属实,或虚中挟实,重在手法补泻,这是取得良效的另一重要因素。

运用子午流注纳甲法治疗胃脘痛　陈忠印．等．中医药研究　1986,(3):34~35.

对门诊13例曾经中、西药或针灸治疗未获效果的慢性胃脘痛患者,独取纳甲之穴,观察治疗。男性5例,女性8例;平均年龄50.1岁;病程6个月至10年以上均有。全部患者经纤维胃镜检查或上消化道钡餐造影检查,确诊为浅表性胃炎6例,浅表伴轻度萎缩性胃炎1例,慢性萎缩性胃炎1例,十二指肠球炎伴浅表性胃炎1例,十二指肠球部溃疡、胃窦炎2例,胃下垂1例,未发现器质性病变者1例。患者在观察治疗期间停服其他药物。观察结果:显效者7例,有效者4例,无效者2例。在有效的11例中针治次数最少者为3次,最多者为41次。通过本组病人的治疗可以提示纳甲法——逢时开穴,单独运用于临床可获疗效。

子午流注纳甲法治疗胃及十二指肠溃疡8例　罗惠平,等．湖北中医杂志　1985,(6):30.

本组患者包括复合性溃疡1例,十二指肠球部溃疡7例,均根据临床表现、X线检查及纤维胃镜检查确诊。治疗方法:根据子午流注纳甲法按时取穴(在子午流注纳甲法闭穴的时辰,则取单玉堂氏补充的穴位),每日针刺1次,每次留针20

分钟。若胃脘部痛甚，反复发作者，则每日针刺2次。在用本法治疗期间，停止使用其他治疗方法，不配其他穴位。凡接受该法治疗的病人，均在治疗前做一次胃镜检查，以明确诊断；治疗满二个月后，再作胃镜复查，特殊情况则做X线钡餐复查。一般二个月为一疗程。结果痊愈6例，好转2例。文中举典型病案1例。

  胃及十二指肠溃疡病是一种慢性疾病，病情缠绵难愈。目前尚无理想的治疗方法，而用子午流注针法治疗，却获得良效，说明"子午流注"理论对于针灸的临床实践有较高的指导意义。本组患者之胃脘痛及伴随症状经按时开穴治疗后，多在一周左右明显减轻或消失。说明子午流注针法有较好的止痛效果和缓解临床症状的作用。症状缓解后继续治疗，则有促进溃疡愈合的作用。从本组病例来看，本法治疗胃及十二指肠溃疡病确实有效，而对于病程短的单纯性溃疡患者，则疗效更佳。

  子午流注纳干法治疗痛证举隅　梁学琳．成都中医学院学报　1985，(3)：27～29．

  一、项痛：王某，男，59岁。残废军人。初诊日期：1984年10月8日。后项胀痛，不能转侧俯仰已两天。伴咳嗽、微恶风寒。左侧风池穴压痛，舌尖红，苔薄白，脉浮弦。证属风寒之邪伤于太阳，膀胱经气失疏，不通则痛。治当驱风散寒，疏解太阳经头部经气。即刺两侧风池穴，行平补平泻手法。留针10分钟后出针。患者项痛如故。乃更以"子午流注"纳干法开穴。该日为乙亥日，足厥阴肝经主气，其时为下午3时（甲申）。根据"甲申时纳三焦水，荥合天干取液门。"即开取荥水穴液门（左），用平补平泻手法，留针10分钟后出针。针刺手法完毕后，疼痛顿失，头项转侧自如，按压风池穴亦不觉疼痛。

  二、痹痛：张某，女，42岁。1984年10月8日初诊。左手大拇指、食指疼痛，麻木不仁4天，握物无力，指痛夜间为甚，询得病起于浆洗被服之后。面色萎黄，身体羸瘦，舌质淡胖，边有齿痕，苔薄微腻，脉沉弦，知为素体气血不足，复受水湿浸渍，风寒湿邪乘虚侵犯经脉使然。治以驱风散寒除湿，疏通经络。该日为乙亥日，下午3：00时（甲申），属足厥阴肝经主治，《针灸大全》曰："阳干注腑，甲丙戊庚壬而重见者气纳三焦。"乃开取荥水穴液门（左）。配以鱼际（左）、合谷（左）。施以平补平泻手法后加艾炷温针灸之。二诊：10月9日（丙子）上午9：00时（癸巳），手太阳小肠经主气。左手拇指、食指疼痛麻木大减，握物亦较前有力，舌脉如前。开取合水穴阴谷（双），根据丙辛相合，配以夫妻互用穴然谷（双），加鱼际（左）、合谷（左）。针刺手法同上。针后加艾炷温针灸之。三诊：10月10日（丁丑），中午11时（丙午），手少阴心经主气，患者经两次针灸治疗后，疼痛已去八、九。握物有力。开输木穴中渚（双），配以鱼际（左）、合谷（左）。针灸并施。后诸证即告痊愈，至今未见复发。

三、偏头痛：赵某，女，74岁，1984年10月1日初诊。患者体质素虚，凤瞿头痛宿疾，近年反复发作。每于劳思过度后复发，近日外出感寒，偏头痛又作。服止痛西药不效。刻诊见左侧头痛阵作，夜不安寐，头痛呈撕裂样，微恶风寒，发热，神疲乏力，纳呆，舌苔薄白，脉弦。乃体虚感受风邪诱发宿恙，足太阳、少阳二经经气郁滞所致。遂取风池（左）、翳风（左）、太阳（左）、合谷（双），以疏风清热止痛。二诊：10月2日（己巳），下午3：00时（辛未）。足太阴脾经主气。经昨针后，热减，恶风除，而偏头痛不见缓解。昨夜因头痛而通宵未眠。乃开取荥火穴鱼际（双），配以风池（左）、翳风（左）、太阳（左），用重泻轻补手法。三诊：10月3日（庚午）上午11：00（壬午），手阳明大肠经主气。患者告昨针后头痛即得缓解，能入睡，今晨已知味。开取主穴通谷（双），行平补平泻手法，嘱明日早6：30时予以针刺。四诊：10月4日（辛未）上午6：40时（辛卯），手太阴肺经主气。诉昨夜寐安，头痛未作。开取井木穴少商（双），行平补平泻手法。诊后疼痛已愈。

四、胃脘痛：陈某，男，28岁。1984年12月11日初诊。患者下午因与人口角后未进晚餐，至夜8：00时突发脘痛，攻撑两胁，时时嗳气，脉弦。证属肝气郁结横逆犯脾乘土，治以疏肝和胃。该日为己卯日，其时黄昏8：30时（甲戌），足太阴脾经主气。己日戌时无穴可开，遂借用甲日戌时代之（夫妻互用），开取井金窍阴（双），行平补平泻手法，配以太冲（双），手法以泻为主，足三里（双），手法偏补，留针20分钟后出针，针后脘痛即止。二诊：12月12日（庚辰）上午7：50时（庚辰）。手阳明大肠经主气。述昨夜针后脘痛未作。开取井金穴商阳（双），行平补平泻手法，配以太冲（双）用泻法足三里（双）用补法。

五、臀股痛：王某，男，43岁，工人。初诊日期：1984年10月26日。患者右侧臀股痛五天，曾自购冯了性药酒服之。疼痛如故，乃跛行来院就诊。患者不能作下蹲动作，左下肢直腿抬高试验阳性，左侧环跳穴压痛明显，并沿足少阳胆经放射至小腿。舌淡红苔薄，脉沉弦。病属臀股风（坐骨神经痛），系由风寒湿邪留著经络，气血运行不畅所致。治当祛风散寒除湿，舒筋活络。该日为癸巳日，下午3时15分（庚申），足少阴肾经主气。癸日申时无穴可开，以戊日代之，"申取荥水二间止"，开取荥水穴二间（双），配以阳陵泉（左）、环跳（左），施以烧山火手法后加艾炷温针灸之。针后疼痛即减。二诊：1984年10月28日（乙未），上午8点30分（庚辰）。属足厥阴肝经主气。患者述经针灸治疗后，疼痛显著减轻，已能作下蹲动作。"辰取阳溪委中午"，开取经火穴阳溪（双），辅以环跳（左）、阳陵泉（左），手法同前。针后温针灸之，三诊：1984年11月1日（己亥），下午1点45分（辛未），足太阴脾经主气。患者经针灸后，左臀股部疼痛基本已愈，走路不跛行，行动自如。"未开肺经穴鱼际。"

开取荥火穴鱼际（双），再配以环跳（左）、阳陵泉（左），用烧山火手法，然后温针灸之。本案经"子午流注"纳干开穴，针灸并施，用烧山火手法，以祛其在经之风寒湿邪，邪去而经脉得以畅通，其痛自除矣。

择时选经取穴针法治疗544例瘫痪病的临床疗效观察　梁式贞，等．福建中医药　1986，17（1）：11～13．

根据子午流注纳甲法按时选经取穴，其治法是：遇甲、己之日，上午7～9点为戊辰时，选取足阳明胃经（足三里或伏兔）配足太阴脾经（阴陵泉或三阴交）各取一穴。9～11点为己巳时，取足太阴脾经（阴陵泉或三阴交），配足阳明胃经（足三里或伏兔）；已、庚日上午7～9点为庚辰时，取手阳明大肠经（曲池或合谷）配手太阴肺经（尺泽或天府）；9～11点为辛巳时，取手太阴肺经（尺泽或云门）配手阳明大肠经（曲池或合谷）；丙、辛日上午7～9点为壬辰时，取足太阳膀胱经（昆仑或委中），配足少阴肾经（阴谷或太溪）；9～11点癸巳时，取足少阴肾经（阴谷或太溪），配足太阳膀胱经（肾俞或委中），每逢壬时加背部膀胱经由上到下棘突旁侧线，用点刺法不留针，五天总会逢值一次。丁壬日，上午7～9点为甲辰时，取足少阳胆经（风市或阳陵泉），配足厥阴肝经（阴包或太冲），9～11点为己巳时，取足厥阴肝经（太冲或曲泉），配足少阳胆经（阳陵泉或丘墟）；戊癸日，上午7～9点为丙辰时，取手太阳小肠经（腕骨或天宗），配手少阴心经（神门或少海）。

进针得气后留针10～20分钟，加电针（6805型治疗机）。隔日针治1次，10次为1个疗程，一般治疗2～4个疗程。

结果：各类瘫痪病例中，择时选经取穴针法治疗315例脑血栓形成后遗症，有效率高达95.87%；脑炎恢复期后遗症52例有效率为92.3%；脑栓塞后遗症36例有效率为88.8%；脑出血恢复期后遗症126例有效率为83.33%。通过分析表明，脑血栓形成病程越短，疗效越高。在10天以内的87例中，有效率达100%，在10~20天内的119例中，达99%。在20天~1个月99例中，有效率达96%，1~2个月41例，达88.3%，3个月以上7例，达71%。

体会：本针法比一般针刺有更高的疗效，并且本法取穴较少，患者乐意接受，很受欢迎。使用壬辰与壬午或壬申等时辰要加刺背部膀胱经夹脊两边侧线，因为这些时辰是膀胱经气血旺盛的时辰，并且夹脊侧线靠近督脉部位，督脉经气通于脑，因此对改善脑部病变有较明显疗效。

子午流注纳甲法的应用　江有源．江西中医药　1986，(2)：35.

陈某，女，49岁。患胃脘痛已有数年，近两年来症状加重。胃脘腹痛，嗳气吞酸，甚则脘痛彻背，呕吐，反复缠绵不愈，常有大便秘结，2~3天一次，如羊屎，有时大便色黑，经钡餐肠胃透视为：十二指肠球部溃疡。近几日脘腹疼痛加重，多在夜间发作，呈阵发性，伴呕吐黄苦水。5月17日夜突然腹痛如绞，于两点来院门诊急诊，用一般止痛药无效，急注杜冷丁50mg亦未能控制疼痛，故邀针灸科会诊。患者脉弦紧而细，舌边略红，苔淡黄，根部厚腻，上腹部阵痛，四肢厥冷，痛甚汗出呕吐，大便三日未解。综上症良由脾胃素虚，土虚木旺，至胆气横逆犯胃，症因错杂，即采用子午流注纳甲法治之。当时为1965年5月17日晨4时，刺开穴天井至闭合止，以先泻后补的手法，痛止神安，连续采用纳甲法治疗三个疗程（十天为一疗程）。第二天大便轻松，并解下数十条蛔虫。一年后随访，体重增加，胃脘疼未发。

子午流注针法在临床中的运用　王锦槐．上海中医药杂志1988，(2)：24~25.

一、中风案　①刘某，女，66岁，1968年5月某日凌晨，突然昏仆，不知人事，经某医院抢救不效返家。观其脉症，诊为卒中阴闭证。以"子午流注"法推算，时值戊申年丁巳月辛巳日癸巳时，主开足少阴肾经然谷穴，配用人中、公孙、内关等穴，强刺激量，留针半小时，神识渐清。以后选穴以治瘫为主，治十余天而愈。至今健在。②陈某，男，52岁。某日上午8时半，突然昏倒，不省人事，二便失禁。观其脉证，诊为卒中脱证。按流注纳甲法推算，时届丁未年丁未月庚寅日庚辰时，以毫针浅刺商阳，配以水沟、足三里等，补法。患者渐苏，次日予汤药调理，月余平复。③戴某，男，59岁，1982年11月8日，患者于大怒后，头胀痛，呕吐。西医诊为蛛网膜下腔出血，经对症治疗，头痛仍日剧。观其脉症，乃肝风内动，气血上逆所致。针刺以"子午流注"择时取穴为主，辅以百会、风府等穴，针治三、四天后，头痛、眩晕消失。月余康复。

二、厥证案 毛某，女，35岁。1982年7月27日上午，因眩晕不适就诊，尚未坐定，突诉眼前发黑，旋即面色苍白，汗出肢冷，仆伏于案，脉沉微。乃气虚而厥。值辛亥日癸巳时，独取右侧然谷穴，弱刺激。二三分钟后，症状消失。留针五分钟出针，目清神佳。

三、心动过缓 徐某，男，71岁，1985年2月12日晨三时许急诊。患者素体虚羸。是日凌晨觉醒，即感眩晕昏花，呼吸困难，胸脘难受，旋即面色苍白，大汗淋漓，神识欠清。诊其面白肤凉，脉沉迟而极虚软，心率36次/分。此乃阳气虚衰，行将厥脱之候。时值壬午日壬寅时，先刺流注开穴至阴，配足三里、内关。俱弱刺激，补法。针行少顷，神识清楚，半小时后脉搏增至48次/分。待1小时，心率回升到62次/分，肢温体适。因夜间无药，遂服热干姜汤一碗，温中助阳。当日上午，患者即能坐立。予桂附参芪温补之剂调理而愈。嘱其慎起居，少奔波，间以食补。随访两年体气舒和。

纳甲法治疗顽固性失眠症　胡润树．江西中医药　1988，(2)；51.

本组男性12例，女性10例；年龄最大者60岁，最小者16岁。诊次最少的5次，最多为两个疗程。治疗方法：①针刺的时机：约定患者逢天干为甲日开始，每天午、戌二时辰按时开穴，值时闭穴则不开。②针刺的疗程：十天为一疗程，甲日开始癸日结束，如不见效，休息十天，再进行第二疗程。③针刺的补泻：午时开穴用泻法（吸气时进针，呼气时出针，出针时摇大针孔，并放血少许），戌时开穴则用补法（呼气时进针，吸气时出针，出针时揉按针孔，不放血）。④针刺的穴位：据子午流注纳甲法开穴规律（自甲日至癸日午），午戌二时辰应开穴位是：甲日——午时（闭穴）　戌时：窍阴；乙日——午时：委中　戌时：阳谷　丙日——午时（闭穴）　戌时：内庭；丁日——午时：中渚　戌时：曲池　戊日——午时：厉兑　戌时：束骨、冲阳　己日——午时（闭穴）　戌时：窍阴　庚日——午时：通谷　戌时：阳谷　辛日——午时（闭穴）　戌时：内庭；壬日——午时：后溪、京骨、阳池　戌时：曲池；癸日——午时：厉兑　戌时：束骨。

结果痊愈（每晚能睡 7 小时以上）12 例，显效（每晚能睡 5~6 小时）5 例，有效（每晚能睡 3~4 小时）5 例。

体会：根据子午流注地支与脏腑经络配合的理论，气血在午时注入心经，心属火，主神明，统管思维活动。若心火亢盛，心阴亏损，心不藏神，导致失眠，所以每日在午时开穴，并使用泻法，以泄其偏亢之阳气。而戌时傍晚属阴，气血在此时流注心包经，心包为心之宫城，能护卫心脏，为神明出入之窍。由于心包能代心行令，其病理变化亦主要表现在神志方面。所以在此时开穴用补法以助其阴气。且戌时又为睡前，此时针刺相应的穴位有诱导入寐之效。这样在午时泻其偏亢之阳，戌时助其不足之阴，使阴阳调和而能寐。由于天干起于甲而终于癸计为十数，十数之后，必日干重见，故约患者甲日始癸日止，连续针刺十日为一疗程。同时，在天干与脏腑的配合上各自完成了一个循环周期。

子午流注纳甲法引出经络敏感带 1 例治验　王继元．山西中医　1988，4（4）：44.

李某，男，46 岁，1982 年 4 月 2 日就诊。主诉双下肢疼痛近三年，近一月加重。遇寒或气候变化时疼痛加重，行走不足 100m 即需要休息，现下蹲亦感困难。曾先后在几家医院诊治，均未获效，故邀余针刺治疗。诊见六脉俱沉，舌白苔滑。查体未见异常。治疗：第一疗程（4 月 2 日~9 日）：循经取穴，先后取阴谷、然谷、环跳、阳陵泉、丰隆等穴。病情未见好转。第二疗程：从 4 月 12 日（乙丑日）~4 月 19 日（壬申日），改用子午流注纳甲法，按时治疗。4 月 14 日（丁卯日、甲辰时）开穴为：阳陵泉，配穴：环跳。在使用烧山火手法时，速度快如闪电，在患者胆经循行线上，出现一条经络敏感带，色白，沿带周约 4cm 区内，呈现小静脉收缩，大静脉怒张状态；区状带中心点有一条约 1cm 宽更为清晰的中心线，较周围组织稍硬，从足窍阴穴一直沿胆经延伸，历经：足临泣、丘墟、阳陵泉、环跳，再向上不清晰，患者自觉季胁和头侧部瘙痒难忍，敏感带在 5 分钟后很快消失，再使烧山火手法未激发出现。本次针后，病情大减。第三疗程：从 4 月 22 日（乙亥日）~4 月 24 日（丁丑日），守纳甲法，定时取穴治疗。4 月 24 日（丁丑日、甲辰时）开穴为：阳陵泉、丘墟。又出现经络敏感带，征象同上次，只是持续时限更短，约 3 分钟即消失。本次针后，病情告愈，随访至 1986 年 6 月 1 日，四年多病情再未复发。

纳甲针灸法治愈血尿 1 例　张玉栋，等．吉林中医药 1990，（1）：22．

王某，男，16 岁，1989 年 1 月 28 日初诊。自觉神倦腰酸已 9 个月余，经县医院检查，尿蛋白（+），尿胆原 +2，红细胞 5~15/10X，白细胞时有时无，诊断为隐匿性肾炎。曾先后用中西药治疗无效，而来针灸科求治。查：精神疲倦，腰酸痛，易汗，面色萎黄，瘦弱，手足凉，舌质淡嫩，苔薄净，脉软弱无力。证属脾肾两虚。脾虚不能摄血，肾虚不能封藏，故精血失敛。纳甲法针灸并施，以开穴为主，再对症配穴。

治疗经过：1 月 28 日（戊日）9~11 时（巳时）开大陵

（心包经原穴）。1月29日（巳日）17~19时（酉时）开太溪（肾经原穴）、太白（脾经原穴），得气行补法。1月30日（庚日）11~13时（午时）开通谷（膀胱经水穴）补之。1月31日（辛日）9~11时（巳时）开然谷（肾经火穴）补水中真火。2月1日（壬日）11~13时（午时）开后溪（小肠经木穴）、阳池（三焦经原穴）、京骨（膀胱经原穴）均补之。2月2日（癸巳日）9~11时为丁时，取公孙配内关，另于11时后补大都（脾经火穴），用纳子法。2月3日（甲日）5~7时（卯时），开神门、太溪、大陵，用艾灸太溪。配穴：三阴交、复溜、交信、足三里、二间、委中、公孙、内关、太冲，日选其中2~3穴。第一疗程结束后，自觉症状明显好转。自1989年2月11日~17日，依第一疗程之法取穴针刺。疗程结束，患者自觉症状消失，化验正常，病告痊愈。

"纳甲法"针刺治疗痹证60例　任仕容．中国针灸1990，10（3）：10．

本组100例痹证患者，随机分为二组。凡外邪侵入肢体经络、肌肉、关节，气血运行不畅，引起疼痛、肿大、肿胀或麻木等症，甚至影响肢体运动功能者作为观察对象。纳甲法组60例，其中男32例，女28例，年龄最小15岁，最大66岁；病程在1月~12年之内。一般辨证组40例，男21例，女19例。年龄最小16岁，最大66岁；病程在12天至11年。治法：纳甲法组采用徐凤的《子午流注逐日按时定穴歌》，根据每日气血输注十二经时辰开穴的原则，根据病情症状，灵活选用；一般辨证组采用杨长森主编的《针灸治疗学》痹证的辨证施治原则，以近部与循经取穴为主，辅以阿是穴。两组均采用平补平泻法，留针30分钟，每日一次。十次为一疗程。结果：纳甲法组痊愈45例，痊愈率75%，有效率95%；一般辨证组痊愈19例，痊愈率47.5%，有效率80%。经统计学处理，P值分别小于0.01和0.05，有非常显著性差异。表明：子午流注纳甲法取穴针刺治疗痹证优于一般辨证取穴法。

此实验说明生物体对同样强度的刺激随着昼夜节奏的周期而反应有所不同,作者经实验针刺治疗痹证疗效对照观察,证实了这一结果。亦说明时间生物学在针刺治疗上具有重要意义。

子午流注取穴与循经取穴治疗中风病对比观察　管遵惠．云南中医学院学报　1991,14(3):24~26.

选择180例中风病患者,随机分为子午流注组100例,循经取穴组80例。中风病的按日择时开穴配穴举例如下:甲日巳时开穴:商丘,配取尺泽、丰隆;乙日辰时开穴:阳溪、商阳,配取伏兔、足三里;丙日巳时开穴:阴谷、然谷,配取通里;丁日辰时开穴:阳陵泉、侠溪,配取环跳、支沟;戊日巳时开穴:大陵,配取太冲、百会;己日辰时开穴:支沟,配取八邪、绝骨;庚日辰时开穴:商阳、阳溪,配取足三里、陷谷;辛日未时开穴:太冲、太渊,配取郄门、劳宫;壬日辰时开穴:侠溪、阳陵泉,配取风池、人中;癸日辰时开穴:中渚、阳池,配取肩髎、光明。100例患者中,经子午流注针法治疗最少者16次,最多者144次,平均每人针灸治疗64次。循经取穴组按循经取穴辨证施治,最少治疗18次,作为对照。疗效评定采用计分方法,着眼于神志、语言、运动功能的恢复程度,综合评定。

结果子午流注组基本痊愈16例(16%),显效30例(30%),总有效92例(92%);循经取穴组基本痊愈7例(8.75%),显效18例(22.5%),总有效65例(81.25%)。两组三个对应的百分率经卡方检验,$0.01 < P < 0.05$,均有显著性差异。通过以上疗效分析表明:子午流注组疗效优于循经取穴组,子午流注针法可提高针灸治疗中风病的临床疗效。

作者重复了管正斋老医师总结的"提高子午流注临床疗效五要素",认为子午流注针法的基本特点是"按日起时,循经寻穴,时上有穴,穴上有时"。临床运用时,要遵循"用穴先主而后客"的基本原则,在特殊情况下,亦可采用"用时则弃主而从宾"的变通方法,善于因时、因地、因人制宜的灵活施治,才能更好地发挥其治疗效应。

子午流注纳甲法治疗慢性浅表性胃炎 31 例临床观察　周章玲. 中西医结合杂志　1991,11(2):94~96.

全部病例均系门诊治疗,皆男性青年。年龄最小 18 岁,最大 34 岁,平均年龄 23 岁。病程最短者 6 周,最长 15 年,1/3 病人有服药不效史。所有病人均由消化科诊断,经胃镜检查确诊。选择症状明显者作为观察病例,并分为开穴组和闭穴组。治法:开穴组根据徐凤《针灸大全》中"子午流注逐日按时定穴歌"取穴治疗,并依"合日互用"的原则,依病人来诊时辰而按时取穴,不配用其他任何腧穴。针刺得气后,行平补平泻手法(井穴除外),然后接通 G—6805 电针仪,用频率为 120 次/min 的连续波形,电流大小以患者能忍耐为宜,通电 20min。10 次为 1 疗程,每日 1 次,疗程中间不休息。若坚持治疗二疗程者。可在第二疗程结束后休息 3 天或停止治疗。闭穴组仍采用上述纳甲法之基本原则,所不同的是,将取穴时间推迟 24 小时,即取来诊前 1 日同一时辰所开之腧穴。治疗 1 个疗程无效者,改用它法。余皆同开穴组。两组病人初诊时均留取胃液 2 小时,并同时留取血液标本,以测定血清胃泌素的含量。

结果:开穴组 31 例中,临床治愈 13 例,显效 12 例,好转 4 例,无效 2 例,总有效率为 93.55%。闭穴组 15 例中,疗效依次为 4 例、4 例、5 例、2 例,总有效率为 86.67%。两组疗效比较无显著性差异,$P>0.05$。针前基础胃酸高者,针后呈下降趋势,反之则升高,但统计学处理无显著性差异;胃液量的变化两组不一,开穴组是高降低升的规律,且基础胃酸高于 5mEg 组胃液量的减少有显著意义,而闭穴组则呈低者下降的趋势;针后胃泌素呈上升趋势,两组针刺前后均有显著性差异,闭穴组较开穴组变化缓慢。

临床结果表明:子午流注纳甲法对慢性浅表性胃炎病人有

较好的疗效,临床诸症中,以胃脘疼痛消失最快。本法与闭穴组对照结果,两组临床疗效无显著性差异;由于纳甲法是集时间因素和特定穴于一身的针法,所以是否特定穴的作用显著大于时间因素的作用?有待进一步探讨。纳甲法治疗慢性浅表性胃炎的机理,仅以胃液和胃泌素两方面进行了初步探讨,一般认为,胃泌素的主要功能是促使胃液分泌的。本组胃液和胃泌素的结果似乎与该说不符。但由于胃的分泌是一个非常复杂的过程,它主要受迷走神经张力所控制,而胃泌素在迷走神经刺激引起的胃酸分泌中仅起部分作用,所以针后胃泌素上升明显而胃酸无显著性变化。至于纳甲法对其他胃肠道激素的作用,仍待探讨。

子午流注针法治疗痛证的临床应用 李广灿. 上海针灸杂志 1991,(2):20~21.

本文对临床运用子午流注针法治疗痛证进行了对比观察。100例痛证患者(包括腹痛、腰腿痛、头痛、牙痛、痛经等)遵循独立、均衡、随机的原则分为3组,即辨证逢时开穴组30例,逢时开穴组30例。辨证循经取穴组40例。治疗根据《灵枢·九针十二原》"追而济之"、"逆而夺之"的原则,结合《难经》"得气因推而纳之是谓补,动而伸之是谓泻"进行针刺补泻手法的操作,尽量做到气至病所乃出针。5次为1疗程,两个疗程疼痛不减者做无效处理。

治疗结果,经Ridit分析及s检验法分析。表明治疗痛证,辨证逢时开穴组疗效高于循经取穴组和逢时开穴组,而循经取穴组与逢时开穴组疗效上无显著性差异。

作者认为,气血运行障碍是疼痛的病理变化基础,疼痛是气血运行障碍的外在表现。流注针法以时间为主要条件,利用经络内外之气血按时循经,一时一经顺序流注有涨有落,有多有少的规律,按时取穴,施以正确的补泻手法,来调气血、平阴阳、荣周身,从而达到治疗疾病的目的。本文治疗结果表明在治疗痛证上,辨证取穴与逢时开穴的有机结合是提高疗效的两个不可缺少的因素，值得引起临床医师的重视。文中举运用纳甲法治疗急性胃脘痛和三叉神经痛两例，均按时取穴，应针而瘥。

子午流注取穴法治疗三叉神经痛60例临床观察　钟亚，等．中国针灸　1991，11（6）：21～22．

80例均为门诊患者，男36例，女44例。均有强烈的阵发性疼痛病史，全部病例疼痛分布均限于三叉神经感觉供应区内。左侧痛46例，右侧痛32例，双侧痛2例。以上病例随机分为辨证逢时开穴组（60例）与循经取穴组（20例）。治疗方法：①循经取穴组：通过辨证，取与经脉循行相应的五输穴或八脉交会穴治疗。②辨证逢时开穴组：病人来诊治时，通过辨证，采用"病与穴相宜"的逢时开穴治疗。两组一律不再配其他腧穴治疗，针刺得气后，要求针感传导直达病所，根据患者寒热虚实施行补泻手法，留针30分钟，间隔10分钟行针1次，每日1次。针刺治疗7次以内的疗效为统计标准。结果两组分别痊愈13例、55例，显效3例、2例，好转2例、2例，无效2例、1例。子午流注辨证逢时开穴选用病与穴相宜的五输穴治疗的止痛显效率约95%，未重视逢时只通过循经取相应的五输穴治疗的止痛显效率为80%，经统计学处理，$P<0.01$，两者差异非常显著。说明子午流注辨证逢时开穴选用病与穴相宜的五输穴治疗的疗效优于未重视逢时只通过循经取相应的五输穴治疗法。作者认为纳甲法具有依十二经气血盛衰时刻之不同而按时取穴的特征，实践证明，纳甲法取穴治疗比一般取穴法疗效高、收效较快，且简便安全，没有副作用，是目前治疗此病较为理想方法。

文中所举一例典型病案，为中年女性，于癸亥年、丁酉日、乙巳时来诊，面痛已月余，证属肝胆风火上扰，按纳甲法取肝经原穴太冲，治疗3次痊愈，半年未再复发。

纳甲法治疗胃脘痛39例的临床观察　周章玲，等．针灸学报　1991，7（3）：31～32．

所有病人均由消化科检查诊断后就诊，其中男36例，女

3例，年龄18~50岁，病程3周~10年。螺旋杆菌检查阳性率为79.31%。治法：根据明代徐凤《针灸大全》中"子午流注逐日按时定穴诀"取穴治疗，并依"合日互用"的原则，依病人来诊时辰而按时取穴，不配用其他任何腧穴。针刺得气后行平补平泻手法，再接通G—6805电针仪，用频率160次/分的连续波形，电流大小以病人能忍耐为宜，通电20分钟。10次为一疗程，疗程中间不休息。若治两个疗程者，可在第二疗程结束后休息3天或停止治疗。结果：临床控制20例，总有效率为97.4%。疗效与螺旋杆菌感染成反比关系，阴性者疗效最好；而与病程的关系不密切。脾胃阴虚者的疗效优于脾胃阳虚者。疗效的优劣与疗程呈反出关系，疗程越长疗效越差。说明该法对胃脘痛的治疗有一定的特异性。

结合子午流注、灵龟八法针刺治疗小儿痿证35例 邱承雄．新中医 1983，（6）：36~37.

35例均为门诊病人，其中男25例，女10例，年龄7个月~4岁。治法：①以针刺为主：首选子午流注、灵龟八法当日当时患肢开穴先针之（开穴取法见《针灸大成》）；次选患肢足三里、髀关、伏兔、梁丘、阳陵泉、环跳等。每日1次，每次选3~5个穴位。如肌肉萎缩严重者加承山或殷门；成马蹄足者加蹄后穴（足跟上四寸，承山下三寸），足外翻者选用三阴交、漏谷、曲泉、阴陵泉等。针刺不分疗程，连续进行。手法：用毫针刺入穴位深度后，持针之拇指后退，将针转紧，强而短速提插（捣针）三下，拇指再后退，又将针转紧，继以五下强而短速提插（捣针），然后将针松退出针，闭针孔。此针法定名为群鸡掠玉法。②辅以中药内服，选用淫羊藿、川木瓜、加养胃汤或益胃汤化裁。后期结合助阳温经药。结果：基本治愈15人，显效10人，好转8人，无效2人。

子午流注取穴法治疗417例痛证疗效观察 司徒铃．中国针灸 1984，4（5）：35~36.

1983年6月至1984年1月在本院附属医院急诊室治疗

417例急性腹痛、急性胃脘痛、头痛等病证，其中137例用子午流注取穴法，109例采用灵龟八法，67例采用飞腾八法，60例用辨证选取十二经五输穴治疗，44例辨证选取八脉交会穴治疗。

运用子午流注逢时开穴治疗137例中，93例是运用子午流注逢时开穴选取"穴与病相宜"的五输穴治疗，其止痛显效率为79.5%；44例未重视辨证只一般化采用子午流注逢时所开五输穴治疗，其止痛显效率为61.63%，二者差异显著（$P<0.05$）。设另一对照组60例，未重视逢时，只通过辨证循经取相应的五输穴治疗，止痛显效率为60%，二者差异非常显著（$P<0.01$）。

这一结果表明，通过辨证施治原则运用子午流注逢时开穴法以选取"穴与病相宜"的五输穴治疗的止痛显效率，优于另两组。

作者运用子午流注取穴法对417例急诊痛证进行临床观察，总有效率为93.29%，辨证逢时开穴组治疗209例，有效率为94.74%；循经取穴组治疗104例，有效率为94.23%。

应用子午流注和灵龟八法取穴治疗急性疼痛　沈若星．上海中医药杂志　1987，(11)：24.

一、陈某，男，32岁。患者以左侧腹股沟肿物10年为主诉住院。4月22日上午在腰麻下行左侧腹股沟肿物切除术，病理切片报告为精原细胞瘤，术后一般情况尚好。4月26日上午诉头痛剧烈，上至巅顶，用消炎痛、安痛定处理，头痛暂时缓解。但下午头痛更甚，连及项背，欲呕，疲乏，舌质淡红，苔白，脉弦，无发热恶寒。印象：腰麻引起头痛症。是日15时40分为己卯日、壬申时，按子午流注针刺泻子穴束骨穴（左侧），用灵龟八法推演开申脉穴（右侧），留针15分钟，针后头痛大大减轻。第二天上午头痛又发作，但较前轻，4月27日15时15分为庚辰日、甲申时，取子午流注针刺泻子穴束骨穴（左侧），灵龟八法开内关穴（右侧），留针15分钟，针后痛止。观察十日头痛未发作。

二、江某，女28岁，护士。5月16日晚餐吃石盘鱼及鱼仔，21点起上腹部闷痛，继则疼痛加剧，呻吟不止。注射6542一支，疼痛不能缓解，22点上腹部疼痛剧烈。检查：腹部软，压痛明显，拒按，无放射痛至肩胛部，四肢末端冰冷，舌质红、苔白厚。印象：急性胃炎。5月16日22时10分为己亥日、乙亥时，用灵龟八法推演，值照海开穴（双侧），予强刺激，5分钟后疼痛缓解，并呕吐未消化饭菜，吐后腹痛即止。

三、蔡某，女，22岁。于1982年9月16日上午突发右上腹部剧烈疼痛，在床上打滚，并伴有呕吐，以往曾患胆道蛔虫症。经用解痉镇痛、亚冬眠等药治疗，并针刺足三里、胆囊穴，疼痛不能缓解，遂改用子午流注开穴治疗。9月16日15点30分为壬寅日、戊申时，按子午流注泻子穴束骨穴（右侧），灵龟八法开申脉穴（右侧），强刺激，酸麻感传至大腿中、上段，留针半小时。针后右上腹部疼痛止，再配合驱蛔安扰中药治疗而愈。

"子午流注"开穴治疗277例急慢性疾病的疗效观察 麻福昌．山西中医 1987，3（4）：43～44.

在277例急慢性疾病中，痛证13种121例，非痛症疾病26种156例，男性160例，女性117例。277例中，265例为曾用它法久治不效者。

治法：①主穴：灵龟八法、飞腾八法、纳甲法开穴联合运用作为主穴。②辅穴：纳子法开穴。③备用穴：阿是穴（患处或其附近取穴）、病穴（辨证用穴或循经取穴，即与病相宜的穴）。④操作：依取穴和操作要求，病员采用舒适自然的相宜体位，医患配合，平心静气。先主穴再辅穴最后备用穴，按顺序针灸。找准穴，常规消毒后，快速进针，再行提插、捻转、雀啄等使得气并至病所，留针29分钟以上，并勤运针以保持得气。肌肉厚处加拔火罐，肌肉浅薄部位加灸。每疗程5

次，不间断，取效为度。结果：痊愈209例，有效65例，无效3例。痊愈率达69.9%，总有效率达97.5%。

典型病例 ①胡某，女，50岁。患疟疾十年余，每日午后必发。虽尚能食，病体黄瘦。1980年5月25日10时就诊，晴天，值戊戌日丁巳时，取列缺（灵龟八法开穴）、照海（飞腾八法开穴，亦为列缺的配对穴）、大陵（纳甲法开穴）为主穴；大都（纳子法补母穴）为辅穴；大椎、陶道（病穴）为配穴，留针58分，加灸，后即不再发。②雷某，男36岁，右腰、臀困痛连至腿足，已延月余。某医院诊断为"梨状肌损伤综合征"。经多种中西药及推拿、针灸、局部封闭等治疗无效。来诊时身向右屈，跛行呻吟，体位变动则痛更剧烈。须饮药酒，始能暂忍。烦躁不寐，舌红苔少，脉细弦数。腰椎正侧片示：第一骶椎隐裂。西医诊断：梨状肌损伤综合征。中医诊断：筋痹（坐臀风）。依子午流注开穴的规范化方法针灸9次，历时18天（1982年2月16日至1982年3月6日），诸症消失而恢复如常人。

双宝合璧治顽疾——子午流注与灵龟八法结合外气治疗的体会 罗耀明．按摩与导引 1987，(3)：46~47．

作者近年来据子午流注学说在临床上选用患者肢体远端的穴位，结合气功外气治疗，患者普遍感觉强烈，效果显著。下面介绍几个病例。

一、某，男，患有糖尿病及肩周炎，曾到多间医院治疗不愈。1983年10月24日就诊时，患者的右臂活动范围少于90度。于戌时取阳谷穴发功，配合患肩局部气功按摩。患者感觉右手臂气感强烈。停止发功后，患者的右臂可作前后上下转动，活动范围比左臂还大，痛觉消失，第二天，患者到某医院作尿糖检查为阴性，负责检测的医生也大为惊奇。

二、某，男，日本人士，于1985年7月到中国，来前患有直肠炎，常有隐痛，每餐只能饮少量汤水软食，不能进其他食物，身体很弱。于亥时取患者外关和足临泣两穴发功治疗约

15 分钟后感觉轻松。第二天晚上患者述其已恢复一日三餐正常饮食。

三、巴米拉·狄·获尔克女士，美国红地大学体育系主任。于 1985 年 7 月 16 日至 19 日率领国际学习旅行团排球队到广州。因讲课训练用嗓过度，引起咽喉充血，失声。笔者取列缺穴和照海穴发功，患者感觉全身发麻，冷气分别从四肢排出，身体渐觉轻松，似腾云驾雾般，讲话恢复正常。

四、伊某，女，50 岁，美国教师。双膝关节炎，疼痛，走路困难。1986 年 1 月 1 日午时邀请笔者用气功治疗，并取申脉和后溪两穴发功，不到两分钟，患者觉双膝轻松，疼痛消失，走路方便了。

五、爱美，女 40 岁，家庭妇女，双耳听力失灵。于亥时取患者的涌泉穴发功治疗 20 分钟，配肾俞、听会作气功按摩，完后让患者睡觉。第二天一早，爱美兴奋地告诉韦格女士，接受气功治疗后，两耳听力恢复正常。

六、吴某，男，广东省体委训练处干部，一年前感觉小便时排尿困难，疼痛。经医院检查为膀胱炎、前列腺炎，以后还出现血尿。住院观察一星期，先后服用中西药，效果不佳。患者请求作气功治疗。每隔 2～3 天治疗 1 次，每次 15～20 分钟。几次后血尿已消失。每经治疗一次，患者感觉精力愈来愈好。

纳子法

我对子午流注中的十二经纳支法的一些体会　丁良观．上海中医药杂志　1958，(12)：9．

一、李某，女，44岁，已婚，喉头红痛难咽，有稀疏白点，脉浮数，苔薄微绛。起因积劳积气，所谓劳伤肾，气伤肝，致阴虚火旺，水不养木，木火上攻。治宜壮肾水而木火自平。取穴以照海为主，配天突、天鼎。标幽赋云："必准者取照海治喉中之闭塞"。按照海系肾经穴，阴跻脉气所生。用追济补法，纳支时辰，应在酉末戌初七点施针。手术先提插后施捻，照海针六分，天突针七分，天鼎针三分。进针后，患者立即感觉直达喉际，口中顿觉有酒酿味（成语有如饮醇醴，或即此意）。留针二十分钟，起针后喉间即获舒畅，次日即痊愈。

二、丁某，女，52岁，已婚。膝盖僵硬难屈，胫腨疼痛。起因过度奔波，兼有风湿，流入经络，致成上症。治按患部循经，取穴委中、承山为主，配以阳陵、昆仑。马丹阳十二穴有委中治膝头难伸屈，《甲乙经》云："腨重如裂，承山主之"。不用补泻，按纳支时辰，应在申时四点施针，手法同上。委中、承山俱针七分，阳陵六分，昆仑五分，进针后患者感觉直至足趾，上达肩背，口中亦觉有酒酿味。留针15分钟，出针后膝即能跪，次日有沉重反应，但第三日晨即消失痊愈。

按时取穴治愈七年腹痛1例　李亦鹤．福建中医药 1959，4（7）：43．

作者祖母于1952年春，腹部阵发性疼痛，初由微痛逐渐加剧，甚则呕吐、泻泄数次，吐泻后腹痛可渐缓解。每次发作持续3天左右，每隔20余日发作一次，曾以中、西药及针灸治疗均无效果，用知热法测定，胃经相差很大，继用针灸治疗，效仍不著。后用子午流注针法，1958年9月1日（辛日）晨腹又微痛，于辰时针足三里一穴，留针一小时余，疼痛渐趋消失。吐泻亦未作，七年多的腹痛只一针竟告痊愈，经几个月的观察，迄无复发。

按子午流注开穴治疗腰痛15例的初步体会 龙溪专区中医研究所，等．福建中医药 1965，（1）：16～17.

选择"腰痛"病30例，15例用子午流注法针刺进行试验，15例用一般针刺不按子午流注法作为对照进行观察。两组的年龄、性别及病程长短大都一致，按临床症状特点辨证分为湿热型、肾虚型、气滞血瘀型三型。

①取穴及施术时间：子午流注组按肾经和膀胱经的流注时辰，膀胱经申时（下午3～5时），肾经酉时（下午5～7时），取穴以肾经的太溪、膀胱经的京骨为主，配以肾俞（主要配穴）、委中、次髎、环跳、阳陵泉、昆仑，对照组不按时辰针灸，取穴同第一组，配穴除与第一组相同外，加压痛点。二组取穴均视病情的轻重，每次不超过2～4个穴位。②治则及手法：腰痛原因有内外因之分，其性质有虚实之别。大凡湿热及气滞血瘀多为外因实证，治疗法则为"实则泻之"，用逆经气血循行方向进行针刺的手法。肾精亏损多为内因虚证，治疗法则为"虚则补之"，用顺经气血循行方向进行针刺的手法。留针时间，一般为15～20分钟。每隔二天治疗一次。

治疗效果：子午流注组痊愈6例，显效2例，有效3例，无效4例；对照组痊愈0，显效3例，有效1例，无效5例。

子午流注纳子法治愈眉棱骨痛2例 王成才．河北中医 1984，（2）：60.

一、赵某，男，28岁，1982年7月1日就诊。左侧眉棱骨疼痛已十载。1972年8月14日因郁怒突发头痛，经某院诊断为神经性头痛，口服西药止痛效果不巩固。近一个月来，左侧眉棱骨剧烈疼痛，拒按，每天晨起开始疼痛，上午辰时（7～9点钟）头痛最剧，9点钟以后疼痛逐渐缓解以至消失。其他时间无痛感，但伴有口干、喜冷饮、腹胀、易怒、大便干、苔黄、脉弦数。按肝郁气滞，郁久化火，肝气犯胃之证。采用实则泻其子之法，迎而夺之，以清泄足阳明胃经之热邪，取穴：厉兑、攒竹（左侧）。

操作：（辰时）上午 8 时先开时穴厉兑，后配局部攒竹，每隔 10 分钟捻针一次，用泻法，留针 60 分钟。当留针 20 分钟后左侧眉棱骨疼痛减半，出针后疼痛消失，局部感觉轻快。

7 月 2 日又针一次，诸症消失。三个月后随访疼痛未见复发。

二、艾某，男，37 岁，1981 年 6 月 6 日就诊，主诉眉棱骨疼痛 9 年多。1973 年春天，感受风寒十余日引起眉棱骨疼痛，经某院诊断为鼻窦炎。口服西药无效，于 1974 年经医院确诊为"下鼻甲肥大症"，曾做切除手术，术后眉棱骨痛仍未见好转，以后又口服及注射西药镇痛剂，效果不著，疼痛剧烈时用加倍量止痛西药亦不能完全缓解。近两个月来，每天上午（7~9 点钟）疼痛更甚，局部刺痛，拒按，不愿睁眼，易怒，喜冷饮，小便黄，大便干，舌红，苔黄，脉弦。治疗：辰时为气血灌注胃经之时，此时胃气方盛，故以迎而夺之，泻胃经之实热，针足阳明胃经井金穴厉兑，再配局部穴阳白。

操作：上午辰时 8 点钟先开时穴厉兑，然后再针阳白，施以泻法，每隔 10 分钟捻转一次，留针一小时，针刺三次后，疼痛消失，为巩固疗效又针 15 次，一年后随访，疼痛未作。

按：辰时属足阳明胃经当令，此时气血流注胃经，胃气方盛。胃属土，土能生金，本经井穴厉兑属金，为本经之子，正如《难经·七十九难》"迎而夺之者，泻其子也，随而济之者，补其母也。"

纳子法在临床上的运用　诸云龙. 河北中医　1984，(1)：21~22.

本文介绍了纳子法的原理以及十二经母子穴补泻的方法，并以肺经为例具体说明"随而济之"、"迎而夺之"的运用。

文中并举2例典型病例。

一、一中年男性农民,因过食肥甘,致胃脘胀痛,痛而拒按,舌苔厚腻,脉弦滑。于巳时气血旺于脾经之时,根据"实则泻其子"之原则,取本经之子穴商丘泻之,进针后,疼痛大减,起针后疼痛全除。

二、青年男性农民。因思虑过度而患狂症一年。第一次常规选用人中、风池、安眠、虎边、内关、劳宫等穴治疗,第二次手法又予加强,疗效不明显。后改用纳子法,于午时泻心经之子穴神门,又配用人中以开窍,丰隆以豁痰,均施泻法,留针40分钟,每隔10分钟运针一次。针后病情显著减轻,连针一周,诸症消失,五年后随访未复发。

子午流注取穴法治疗血管性头痛157例疗效观察　刘炳权．中医杂志　1986,27(2):36~37.

本组157例,其中男60例,女97例,年龄13~74岁,均有发作性头痛病史,以颞部血管怒张搏动性偏头痛者为多见。头痛偏左侧60例,偏右侧51例,双侧22例,全头痛或后头痛24例,头痛时有15%的病人出现恶心、呕吐、眩晕症状,女性病人月经来潮前后,病情加剧。

治疗方法:①循经取穴组:通过辨证,取与经脉循行相应的五输穴、八脉交会穴治疗。共52例。②逢时开穴组:不需辨证,病人来诊治时,采用逢时开穴(子午流注、灵龟八法)治疗。共52例。③辨证逢时开穴组:通过辨证选与病相应的腧穴,让病人定时来诊开穴治疗。共53例。各组一律不再配其他腧穴,针刺得气后,要求针感传导直达病所,根据寒热虚实施行补泻手法,留针30分钟,间隔10分钟行针1次,每日1次。针刺治疗7次以内的疗效为统计标准。

结果:循经取穴组有效率为96.1%,治愈率为65.4%,逢时开穴组有效率为96.1%,治愈率为67.3%;辨证逢时开穴组有效率为100%,治愈率为92.5%。经用Ridit分析法,逢时开穴与循经取穴组无显著性差异,辨证逢时开穴组差异显著（$P<0.05$）。表明：辨证按时取穴组治疗血管性头痛疗效优于其他组。

纳支法针刺治疗胃痛的比较观察 高渌纹．中国针灸 1988，8（3）：32~33．

治疗方法：①治疗组：50例，将纳支法的两种用法——"某一时辰取相应的穴位（可取该经自起点至终点的任何穴）"与"五俞穴结合从症从经取穴"配合应用。常用穴：足三里、中脘、梁门、天枢、上脘、建里、公孙；拒按者加厉兑；胸脘胀闷者加膻中、支沟；胸胁苦满者加太冲；喜温怕冷者加气海、关元；喜按者加解溪。约定患者于辰时就诊（虚证者在巳时加刺解溪穴）；早餐适量；取仰卧屈膝位，解除可影响经脉的机械压迫（如：腰带、手表、纽扣等）；针刺前用指端在穴位处导按（以减少损伤、诱导经气）；依病情使用补泻手法。每日针刺1次，留针30分钟，隔10分钟行针1次；10次为一疗程，疗程间隔3~5天，一般治疗1~4个疗程。②西药组：50例，以解痉止痛药为主，根据病情予制酸、保护溃疡面、健胃等药。

结果：针刺组近期临床痊愈26例，显效18例，好转3例，无效3例；西药组依次为16例、13例、12例、9例。针刺组疗效明显优于西药组，统计学处理$P<0.01$，有非常显著差异。

纳支法采用的十二时辰是古代的计时单位，是以太阳照射地面的情况划分的。如：日中为午时，相当于地方时间11:00~13:00，由于测地方时间不方便，可以用标准时间进行换算，公式如下：地方时间＝该国通用时间±4分×（地方经度－道都所在地区的中央经度），公式中的"＋"号用于东经，"－"号用于西经。

运用子午流注针法治疗肾虚腰痛21例 赵玉民，等．河北中医 1989，11（2）：29．

一般资料：21例患者中，男性13例，女性8例；年龄最小者 18 岁，最大者 74 岁，以 50 岁以上居多。明确诊断为腰肌劳损者 9 例，腰椎骨质增生者 4 例，风湿性肌纤维组织炎者 5 例，腰椎间盘突出者 1 例，未明诊断者 2 例。患者患部均具有病程较长，以酸痛为主，遇劳则重，卧则减轻等特点及其他肾虚表现。中医辨证为肾虚型腰痛。

治疗方法：就诊时间：约定病人于每日下午 7 时来诊，如法施针。取穴：复溜（双）、太溪（双）、肾俞（双）、阿是穴 1~2 穴。手法：复溜、太溪、肾俞均采用补法。留针 30 分钟；阿是穴采用泻法，或以痛点为中心向四周行放射状针刺，不留针。

结果：痊愈 12 例，有效 9 例。其中以腰肌劳损者疗效最好；风湿性肌纤维组织炎者次之；腰椎骨质增生、腰椎间盘突出等具有器质性病变者疗效较差。

典型病例：常某，男，38 岁，已婚，1984 年 3 月 10 日初诊，自诉两年前因劳累负重后又行房事，次日即感腰部疼痛，曾服用多种西药、中药罔效。某地区医院诊断为腰肌劳损。现症：腰部酸痛，腿膝无力，遇劳则重，卧则减轻，伴头晕、健忘，小便频数。舌质淡红，舌苔薄白，脉沉细无力。此乃肾精不足，腰府失养使然。遂拟益肾壮腰之法，约其每日下午七时来诊，如上法施针。治疗两周腰痛即止，又针一周以巩固疗效，随访四年未复发。

根据子午流注纳子法理论，可知酉时（下午 5~7 时）气血流注肾经，此时肾经气血最旺盛。笔者根据"刺实者，刺其来也；刺虚者，刺其去也"的治法，在肾经气血流注时辰刚过，经气方衰的下午 7 时施针，以随而济之。同时根据"虚则补其母，实则泻其子"的治法，选取肾经经穴复溜（属金），并施以补法，取其金能生水之意。配合太溪（肾经输穴）、肾俞，能益肾填精。取阿是穴，并采用泻法，以畅调气血，疏通经络，施针于上方，则肾精得补，经络得通，标本同治，故能收到理想效果。

应用微电脑子午流注配穴治疗肩关节周围炎 58 例 汪兴民，等．中国针灸 1988，8（4）：32．

1985 年 8 月作者同关大杰工程师共同将子午流注针法编写成"微电脑子午流注配穴程序"，并首先在我院针灸科应用，取得较满意的效果。

一般资料：门诊肩关节周围炎患者随机被分为观察组 58 例，其中男 26 例，女 32 例；年龄在 14～72 岁之间；病程为 10 天～12 个月。对照组 58 例，其中男 28 例，女 32 例；年龄在 25～66 岁之间；病程为 16 天～11 个月。

治疗方法：观察组病人按就诊时间，依据微电脑子午流注配穴文件，选取逢时开穴，针刺治疗。对照组则按常规辨证取穴针刺治疗。针法：得气后施以泻法，留针 15 分钟。每天一次，8 次为一疗程。两组均不辅以药物治疗。

结果：观察组痊愈 39 例，显效 12 例，好转 5 例，无效 2 例，总有效率 96.6%；对照组依次为 25 例、14 例、11 例、8 例，总有效率 86.2%。统计学处理，$P<0.05$，差别具有显著意义。

典型病例：常某，男，50 岁。1985 年 9 月 4 日上午 8 时 20 分就诊。主诉：左肩酸痛，日轻夜重月余。观肩部外展、上举、梳头、摸背困难。查病肩无明显肌肉萎缩，有广泛压痛，尤以肱骨大结节、肱二头肌短头肌腱、肩后大、小圆肌抵止处等压痛明显、患肩外展、外旋受限，诊为左肩关节周围炎。应用微电脑子午流注配穴，逐日逢时开穴。当时为戊申日、辰时，即取后溪穴、灵龟八法的申脉、飞腾八法的内关。经七次治疗痊愈。

耳穴应用子午流注纳子法治疗痛证 209 例疗效观察 李占元．中医药研究 1989，（1）：28，19．

自 1986 年 6 月以来，选择以疼痛为主的病症（包括头痛、牙痛、三叉神经痛、落枕、颈椎病、肩周炎、胃脘痛、肾绞痛、胆绞痛、坐骨神经痛、带状疱疹等）10 余种 209 例为治疗对象，分为3组。第一组为逢时开耳穴组，第二组为辨证逢时开耳穴组，第三组为对照组（选耳郭三角窝正中点为针刺点）。结果：逢时开耳穴组的显效率（痛愈＋显效）70.3%，而对照组的显效率只有37.14%，经统计学处理$P<0.01$，两组比较差异非常显著。辨证逢时开穴组显效率77.8%与对照组比较$P<0.01$，也有非常显著差异。

按时针刺尺泽穴治疗脑血栓形成30例　王怀玉，等．新中医　1982，(9)：38，19.

30例中，男22例，女8例；年龄最小42岁，最大68岁；病程最短3天，最长30天。所有病例均以上肢瘫痪为主要指征。

针刺方法：每日凌晨3～5时患者睡醒前，取手太阴肺经的尺泽穴，用快速进针法强刺激后，留针10～20分钟，中间捻转1～2次，进针深度为1～1.5寸，10天为一疗程。

病案举例：高某，男，59岁。1978年5月13日住院。主因突然眩晕，恶心，言语蹇涩，右侧肢体不遂三天来诊。患者5月11日上午8时骑自行车赶集，途中突觉眩晕，视力模糊，恶心，心中烦躁，于是躺在树下休息。过后感觉舌强，语言不利，右侧手足重滞，半身不遂。血压130/90mmHg。舌质淡，苔薄白，脉沉微弦。诊为脑血栓形成，中医辨证属风中经络。治疗过程：自5月14日凌晨开始如法针刺尺泽穴，当天上午8时，患肢腕关节能抬高13cm，下午4时10分，能抬高15cm。5月15日前臂抬高25cm。从以上两天观察，上肢和腕关节的活动在平卧时两臂都能同时抬高。5月16日上午8时开始，肘及肩关节前后左右活动，并可坐立抬高。从5月17日下午3时开始，平卧和坐立时手能抬高到头枕部。5月18日上午8时以后，手可抬高于头枕部5cm，手中指、无名指、小指均能轻度活动。5月19日，手能抬高于头顶10cm，同时，手指开始有轻度握力。针刺一个疗程，上肢抬举即可达90度，前后左右活动灵活，五指并拢及伸展自然，能生活自理，症状消失。

尺泽穴为手太阴肺经上的主要穴位，肺朝百脉，是全身气血会集之处，因此选定尺泽穴。手太阴肺经起自中府穴，循臂下行至少商穴止，循行时间为"寅"（即凌晨 3~5 点），故针刺该穴的时间以"寅"时最宜。实践证明，按"寅"时针刺尺泽穴效果显著。我们也曾对 10 例病人进行过非"寅"时针刺观察，效果均不满意。同时，我们在临床中还发现，针刺时，选择早晨正值病人尚睡未醒，然后将其叫醒，立即行针，效果最佳；如果病人已睡醒多时，虽在"寅"时，则效果不佳。这是否与气血运行"至阳而起，至阴而上"的时机有关，有待探讨。

按时循经取穴法的得气效应和机理分析 张燕华. 四川中医 1986，(5)：54~55.

16 例均为中风（中经络）病人。第一组为按时循经取穴组（简称按时组）；第二组为一般辨证取穴组（简称辨证组），作为对照。两组病人在治疗中，均取患侧穴位，取穴数目大致相等，手法以平补平泻为主。针刺时观察病人的针感强度和传导，即得气效应的强度。每次治疗前后均检查肌力情况。

结果：按时组 8 例病人中，针感强，传导好者 4 例，占 50%；辨证组 8 例中仅 2 例，占 25%。从肌力恢复的情况看，按时组平均 4.1 天恢复一级，辨证组平均 9.6 天增长一级，按时组较辨证组快 5 天，两组疗效有显著差异（$P<0.05$）。可见，按时针刺法较一般辨证针法有较强的得气效应和更高的疗效。证实子午流注针法确有一定临床价值。

患者张某，男，59 岁。1983 年 10 月 21 日以左侧半身不遂七月，左上肢肌力 0 级，左下肢肌力 Ⅲ 级入院治疗。辨证属气血虚弱，风痰阻络，治以驱风通络、化痰补虚立法，选三阳经有关穴位，分别择时而刺。如辰时在胃经承泣、地仓、梁丘、髀关、足三里、解溪、胃俞等穴，任选了 3~4 穴，并依气血流注方向，顺次而刺。在针刺过程中，观察到病人针感强，传导快而远。如针承泣，除局部重胀感强外，其感传可迅速到达胸部，有时可达上腹部，如再在针感终末之处，该经穴位补加一针，感传往往可以贯通整条经脉，针刺其他经穴也有类似现象。病人自述在院外针刺数次，穴位：环跳、阳陵泉、肩髃、足三里等，时间不详，极少有此效应。从肌力恢复的情况来看，在院外用一般方法针刺数月，左上肢肌力仍为0级，左下肢肌力从原来的0级，恢复到Ⅲ级，共增长3级。而住院后，用按时循经取穴法仅治疗15天，左上下肢肌力均达Ⅳ级，在原有基础上，共增长5级。从住院前后两种方法的治疗结果可以看出，选择气血流注旺盛之时，因势利导，顺经而刺就能达到上下相贯，首尾相接，续接上下经气，加强气机升降，使针感迅速传导之目的。

根据本实验观察结果，可以认为该针法针刺得气效应的机理与气血流注的状态密切相关。如气血旺盛之时，经气充足，气机升降有力，机体的各种功能旺盛，故对外来刺激敏感，针刺时经气往来滑利迅速，针感自然强烈。按时循经取穴法在本组观察结果证实了这一理论。

子午流注临床应用一得　王俐羚．福建中医药　1987，(3)：55~56．

本文就子午流注理论及中风病例发病与死亡时间的分析，对这一理论的临床应用做了初步探讨。

在生理方面：子午流注认为四季和昼夜的交替是机体生理变化的原因之一，提出气血按一定时间在经脉中环行。在病理方面：子午流注关于疾病发生发展与昼夜节律的关系认为："夫百病者，多以旦慧、昼安、夕加、夜甚。"笔者搜集整理了中风病例228份，除死亡101例以外，其余127例的发病时间为每时辰平均发病数是10.58例，12时辰中，寅时至辰时是发病人数较少的时辰，尤以寅时最少，仅2例，是平均数的0.19倍，而在半夜的戌时至子时发病人数较多，其中亥时最多，为21例，是平均数的1.98倍，如果以白天（5~17时）、黑夜（17～5时）分组，则白天：黑夜是1∶1.592，夜晚发病比白昼高出50%以上，符合昼安、夜甚的规律。疾病之所以具有这样的规律，是因为"朝则人气始生，病气衰，故旦慧；日中人气长，长则胜邪，故安；夕则人气始衰，邪气始生，故加；夜半人气入脏，邪气独居于身，故甚也。"

研究机体某个器官在一天中的什么时间出现其活动的最强点或最弱点与子午流注进行对比观察，是当前研究的课题之一。笔者统计的101例脑溢血死亡病例，发病后均表现如猝然昏仆，不省人事，伴有口眼歪斜，语言不利，半身不遂等，按中医辨证当属"中风"，乃肝经病变。分析结果表明：每时辰平均死亡数是8.42例。死亡个数最多的在丑时（此时气血流注肝经）计14例，是平均数的1.66倍；死亡最少的在未时，计5例，是平均数的0.59倍。这恰好符合子午流注所提出的规律，即每一经脉的功能盛衰在时间上相隔12小时。丑时肝经气血充盛，易致动火生风，故中风死亡个数增多，未时距丑时12小时，正好相反。

从两组中风病的发病与死亡时间统计中可以看出，它们与子午流注之间存在一定的关系，有规律可循。

本文还通过两则病例说明子午流注法的临床效果，认为纳子法与纳甲法有相辅相成，并用不悖的作用。还观察到子午流注针法对某些痛症的疗效较一般针灸更好。

择时选经取穴与督脉点刺治疗偏瘫740例临床观察　张敏，等．中国针灸　1991，11（1）：45～46.

本组740例中，单纯以择时选经取穴针法治疗400例，其中男性280例，女性120例；以择时选经取穴针法并配合壬辰时督脉点刺法治疗340例，其中男性240例，女性100例。年龄40～78岁，病程一周内210例，二周内232例，三周内190例，一个月至二月内105例，三个月以上3例。治法：以子午流注纳甲法择时选经取穴，即遇甲、己日上午7点至9点为戊辰时，选足阳明胃经的伏兔、足三里、丰隆、解溪，9点至11

点为己巳时，取足太阴脾经的血海、阴陵泉、三阴交，乙、庚日上午7点至9点为庚辰时。取手阳明大肠经的肩髃、曲池、手三里、合谷与足阳明胃经的足三里，9点~11点为辛巳时，取手太阴肺经的云门、尺泽、太渊、鱼际与足太阴脾经的三阴交；丙、辛日上午7点至9点为壬辰时，只选用督脉上的穴位由上而下（即由大椎至长强），用点刺法而不留针，五天会逢值一次；丁、壬日上午7点至9点为甲辰时，取足少阳胆经的风市、阳陵泉、悬钟、足临泣与足阳明胃经的足三里，9点至11点为乙巳时，取足厥阴肝经的阴包、曲泉、太冲与足太阴脾经的三阴交；戊、癸日上午7点至9点为丙辰时，取手太阳小肠的天宗、腕骨与足阳明胃经的足三里，9点至11点为丁巳时，取手少阴心经的少海、神门与足太阴脾经的三阴交。进针得气后留针20分钟，加电针（6805型治疗机），隔日针治一次，10次为一疗程，一般二至四疗程出院。结果：单纯择时选经取穴针法400例中，治愈74例，占18.5%；总有效率91.0%。择时选经取穴配合壬辰时督脉点刺针法340例中，治愈61例，占18.0%；总有效率93.3%。经统计学处理无显著性差异。病种与疗效之间：上两种针法疗效中，治疗脑血管痉挛有效率分别为95.0%、96.3%；治疗脑血栓有效率分别为93.4%、96.4%；治疗脑栓塞有效率分别为88.5%、90.5%；治疗脑出血的有效率分别为81.25%、84.7%、蛛网膜下腔出血有效率分别为87.5%、88.5%。经统计学处理差异显著（$P < 0.05$）。

子午流注纳子法治疗高脂血症38例观察 管遵惠，等．云南中医杂志 1989, 10（1）：31~32.

38例患者中，男性18例，女性20例，平均年龄55.6岁。治法：按子午流注纳子法按时开穴，全部病例均于每日辰时（上午7~9点）开取足阳明胃经本穴足三里，用1.5寸毫针，针刺得气后，行平补平泻手法，留针15分钟。10次为一疗程，一般患者针刺二个疗程。治疗期间，停用一切降脂药物，疗程结束，作血三脂测定，与治疗前作对比观察，确定疗效。38例患者全部针刺一疗程以上，平均18.5次。结果显效15例，好转20例，无效3例，总有效率92.1%。其中，甘油三酯下降者23例，占60.5%，平均下降16.7mg%；β脂蛋白下降者23例，占60.5%，平均下降38.9mg%；胆固醇下降者26例，平均下降16.1mg%。

从高脂血症的临床症状和发病机理分析，可归属于中医"痰湿"、"浊阻"范畴，与肝、脾、胃三脏关系密切。作者依据健脾化湿、疏肝利胆、宽胸行气的施治原则，对有效针灸穴位进行了筛选，认为足三里较为符合治疗要求，足三里为足阳明胃经合穴，历代学者认为该穴有健脾和胃，除湿消滞，补益中气，扶正培元之效能。近代研究证实，足三里不仅对胃肠功能有明显调整作用，而且还有降压、扩冠等治疗作用。通过本组病例临床观察表明，足三里有降血脂的疗效，且多数患者还有不同程度的食欲增进、睡眠及体力的改善。

按子午流注理论，辰时，气血流注足阳明胃经，胃经气血旺盛，足阳明胃经属土，足三里按五输穴属性亦属土，与本经同一属性的经穴称为本穴。按其穴法，尤适用于治疗本经所主症候。应用子午流注开穴，顺应了脏腑组织器官与时间相应的内在变化联系，故较易收到穴少效捷的治疗效果。

文中并举典型病例一则。

针刺治疗高脂血症110例临床观察　管遵惠，等．中国针灸　1991，11（2）：13~14．

本组病人均系住院病人，治疗前经血脂化验检查，确诊为高症血脂。110例中，血脂三项均高于正常值者104例，二项显著高于正常值者6例。其中，甘油三酯最低者1.48mmol/L，最高者7.34mmol/L，针前均数为2.06mmol/L；β脂蛋白最低者580mg%，最高者2200mg%；针前均数为621.19mg%；血清胆固醇最低者6.28mmol/L，最高者31.55mmol/L，针前均数为7.04mmol/L。本组病人男46例，女64例，年龄为33~

73岁，平均55.9岁。51岁以上者共有81例，占73.6%。

治疗方法：按子午流注纳子法按时开穴，全部病例均于每日辰时开取足阳明胃经本穴足三里。用1.5寸毫针，针刺得气后，行平补平泻手法，留针15分钟。10次为一疗程，疗程间休息一周。一般患者针刺二个疗程。治疗期间，停用一切降脂药物。治疗结束后，作血三脂测定，确定疗效。疗效标准：经针刺1～2疗程后，血清胆固醇、甘油三酯、β脂蛋白三项均下降者为显效；经针刺1～2疗程后，血脂三项中有1～2项明显下降者为好转；针刺后血脂三项下降不显著或有1～2项升高者为无效。结果：110例患者全部针刺1～2疗程以上，平均治疗16.5次。显效37例，占33.6%；好转57例，占51.8%；无效16例，占14.6%。总有效率85.4%。治疗前后甘油三酯和血清胆固醇经统计学处理分别为：$P<0.05$和$P<0.01$；β-脂蛋白治疗前后无显著差异。

子午流注取穴与激光照射治疗渗出性胸膜炎 张凡，等．辽宁中医杂志 1991，18(8)：35．

本组8例均系男性；年龄：最小18岁，最大61岁；病程：最短2个月，最长6个月；胸腔积液（B超数值）最小1.0cm，最多5.1cm。方法：用激光治疗仪（25mu）光针照射穴位，每穴4min，10天为一疗程。以子午流注开穴钟（1983年沈阳市科研成果）取穴，同时取子午流注纳子法应时所开穴位，每日上午9时～11时治疗。结果：一疗程结束痊愈（症状全部消失）2人；显效（胸水减少1.0cm以上）2人；好转（胸水减少0.5cm以上）3人；无效（胸水无变化）1人。二疗程痊愈1人；好转2人；无效3人。三疗程痊愈1人；显效4人。

中医学认为本病系水液代谢失常所致，直接涉及肺脾肾三焦。母病及子，故李东垣强调"当先助元气，理治庚辛之不足"。庚属大肠，辛属肺，二者属金得土生。所以，治疗时以脾经当令时间为主，同用脾经本穴太白，依母子生克关系补弱抑强，促进脏腑功能恢复，使水消病瘥。

应用子午流注学说治愈大腹奇胀症 1 例　孟景春．广西中医药　1981，(3)：5~6.

张某，女，42 岁，工人。10 年前开始患大腹部胀满证，且胀满甚奇，白昼一如常人，饮食与二便正常。但每至下半夜两三点钟便突发腹胀，且胀势以少腹、小腹上逆冲至大腹部，在睡梦中辄因此而醒，致不能入寐，挨至天明即渐舒。每晚如此，甚为痛苦。十年来四处求医，迭经治疗，均未获效。索观前医所进方，大多为理气、顺气或补脾理气之类。察其面部，尚无明显病容。舌质偏红，两边较甚，脉象右濡，左部弦劲。询知平时感情易于激动。细思腹胀服理气之类以消胀，本属正常之法，进补中之品从久病多虚论治，亦不为谬，何以总不见效？便从其发病的时间上着眼，用子午流注学说分析。考夜半 2~3 时，以时辰计正属丑时，而丑时为气血流注肝经之时辰，腹胀在其时发作，当与肝有关；且其气常从小、少腹上逆，此处为足厥阴肝经所过之路；左脉弦，平时感情易于激动，属肝气旺盛之象；舌质偏红，两边较甚，乃肝阴不足，肝火内郁之征。肝气旺盛易于横逆犯脾，大腹属脾所司，故此病所虽在脾，而病本实在于肝。治宜养阴柔肝以抑肝之逆而顺其气，补脾之虚以治其胀。方用：生杭芍 15g，清炙草 5g，生麦芽 10g，代赭石 30g，旋覆花 10g，沉香片 3g，南沙参 10g，苏梗 10g，云苓 12g。方中之所以重用杭芍、甘草者，是因肝为刚脏，非柔养不克；肝苦急，急食甘以缓之；芍药、甘草合用，酸甘养阴为柔肝之要药。用生麦芽者，取其能疏肝气也（《衷中参西录》、药物讲义大麦芽解）。代赭石、旋覆花平肝降逆，使上逆之肝气下行。沉香既能理气消胀，又能降气。配以沙参有养阴之作用。此外，在服药方法上，取迎而夺之之意，嘱其白昼停服，临晚 6 时服头煎，9~10 时服 2 煎。患者服药后泰然入睡。服 5 剂后复诊，据述服至两剂，夜半已不再腹胀，患者十分欣喜。药既中病再以原方加健脾之白术 10g，嘱其再服 5

剂，以固疗效。

"子午流注"——"纳子法"治愈严重呃逆　汪俊林．四川中医　1983，(4)：50.

王某，男，39岁，于入院前九天拔牙，牙根逼断，与医生发生口角。次日下午开始出现呃逆，呃声高亢，连续不断，每分钟约25次左右。开始自取草纸裹捻点燃吸其烟缓解约半小时，以后重复此法无效。曾接受阿托品、普鲁卡因静滴、穴位注射，口服安定、中药（丁香柿蒂汤、橘皮竹茹汤、旋覆代赭石汤等加减）、针刺（内关、膻中、天突、足三里等穴）治疗，效果不明显。门诊以"呃逆"收入住院。入院时呃逆频频，甚时则憋气长达20秒。舌质红，苔黄腻。

停用西药，定于酉时针刺。酉时为足少阴肾经循经时间，故以右侧涌泉穴为主穴，配膻中、人中、双侧内关透三阳络，均给予强刺激，5分钟捻转一次，留针20分钟。针刺过程中，患者自感全身发热、发软、有轻微恶心，出针后身软，发热持续两小时。三小时后突然吐出清稀痰涎一口，呃逆立止，从此未复发，再给予中药调理一周出院。

子午流注针法治疗顽固性呃逆　叶芳．山东中医杂志　1988，7(1)：21.

一、任某，男，54岁，1986年12月24日初诊。主诉顽固性呃逆两天。4天前酒后出现胸痛、胸闷，并向左上肢放射。诊为急性下壁心肌梗死、I度房室传导阻滞。经积极抢救渡过了危险期。但相继出现了昼夜不止的呃逆症，西药治疗无效。会诊时见病者呃逆连续而急促，约25次/分，声较洪亮，严重影响了进食和睡眠，伴有胸闷心慌，烦躁不安，脘腹胀满，但喜按喜揉，嗳气则舒，大便4~5次/日。舌质紫暗，苔干黄，脉沉细。初用活血化瘀，振奋心阳，和胃降逆法针刺治疗未效，改用针刺加按压眼眶，呃逆暂止约两小时，仍不能根治。于呃逆发生的第五天采用子午流注纳支法治疗。于未时取双侧少冲，配神门、少府、足三里用补法针之，得气后留针约

1小时。当留针30分钟时,行针后呃逆渐止,次日在未时复针,穴位、方法同上,针入呃声即止。以后两天虽偶发呃逆,均能自止。后未再作。

二、邵某,男,50岁。1987年6月8日初诊。主诉顽固性呃逆13天。原有风心病史23年。半月前因受凉引发胸闷心慌,咳嗽吐痰,经住院治疗胸闷稍改善,却出现了原因不明的呃逆,经多方治疗均未收效,13天来一直呃逆不止。诊时见呃逆低沉,面唇紫暗,精神疲惫,伴胸闷心慌,咳嗽气短,吐痰量多,时痰中带血丝。查:呃逆约15次/分。心电图示:快速型房颤。舌淡苔薄白,脉结代。辨证为心脾阳虚,失于濡养,胃失和降。在戊日丁巳时,先开大陵穴,针入不久则呃声停止,再针刺足三里,留针1小时,每二十分钟行针1次。以后呃逆基本止住。次日再诊时,呃逆未再发作。

体会:例一是由于平素肝阳亢盛,血之与气并走于上,使心脏负担加重,久之则导致心阳不足,气血运行不畅,以致气滞脉中,血淤痹阻而发病,进一步肝气犯胃,胃失和降,则呃逆不止,故用子午流注纳支法取午后之未时,通过补母之法以振心阳之不足,从而达到治愈呃逆的目的。例二选用子午流注纳甲法,在戊日丁巳时,大陵穴的气血运行最为旺盛,其穴具有强心宁神、宽胸和胃之功,故仅用一穴便收到了立竿见影之效,配足三里,非但能佐大陵穴之功,还能温补脾胃,和胃降逆。上述病例提示:时间条件是获得针效不可轻视的重要因素之一。

以子午流注法灸治月经过多的初步观察 黄建章.中医杂志 1985,(3):21.

本组14例,年龄最小者20岁,最大者50岁,20~30岁4例,31~40岁4例,41~50岁6例。工人2例,农民2例,干部3例,营业员1例,医务人员1例。

治疗方法:选用隐白穴。灸治时间确定在辰巳两个时辰里(上午7~11时)进行。施灸前,先以常规消毒穴位后,上少许硼酸软膏，然后放置米粒大的艾炷，连续点燃五壮为一次量，每日施灸一次，三次为一疗程。

结果：14例患者中，经一次灸后，出血量减半者5例，二次灸后出血停止者5例，三次灸后出血停止者3例，四次灸后出血停止者1例。灸治时间最少2次，最多4次，14例经灸治后，诸症悉除。

病案举例：卓某，女，37岁，营业员。1983年3月15日就诊。月经过多已十余年。每次月经量约有1000毫升左右，需用4~5叠卫生纸，连绵10日以上，经色暗黑成块，头晕目眩，行动不支，身体摇晃，心慌神乱。诊见面色苍白而虚浮，唇紫暗，舌淡润胖大，边有齿印。脉象沉涩，重按若无。此系瘀血留经，经血妄行。治宜温灸以化瘀，助脾气以统血。先取隐白灸治。次日复诊，出血量减半。第二次灸治后，出血已止，精神爽朗，上述症状消失。随访一年未见复发。

小结：本组14例患者，均系缠绵日久，治疗无效。久病多虚，阳气式微，元气不足，致阴血妄行，更因气为血帅，脾气虚而不能统血，血不归经，则为外溢。采用灸法振奋脾气以统其血，血归经则月经自调。

隐白为脾经之井穴，脾乃生血、统血之脏。张景岳曰："血者，水谷之精气，源源而来，而实生于脾。"唐容川说："其气上输心肺，下达肝肾，而灌溉四旁，充溢肌肤，所谓居中央畅四旁者如是，血即随之运行不息，所谓脾统血者也即如是。"由于脾之功能失调，导致血不循经而外溢，所以用脾经井穴以统摄月经的妄行。辰为胃主时，巳乃脾经主时，前者是多血多气之经，后者是统血之脏，按经气旺时加以温灸，故取得较为满意的疗效。

择时艾灸治疗咳嗽　韩承谟．江西中医药　1990，21（3）：41~42．

作者在平旦（寅卯时）应用艾条温灸肺俞等穴治疗咳嗽16例获得一定疗效。

治法：时间：平旦（3～7时）施灸，每次20～30分钟。穴位：肺俞、风门、大椎、中府。材料：华佗艾条或温灸器。操作方法：取准穴位，先用墨水标记。灸背俞穴取俯卧位或伏几而坐。灸胸部穴取仰卧位。先从肺俞穴起左右轮流施灸，火候要适当，若穴部灼痛难忍，可另换穴位。手足有热感方为得气。结果：外感咳嗽5例，内伤咳嗽11例。痊愈12例中，外感咳嗽4例施灸2～6次；内伤咳嗽8例施灸3～4月。好转4例中，外感咳嗽1例灸5～10次，内伤咳嗽3例施灸3～4月。

一、瞿某，女，24岁，本院护士，1983年孟春初诊，外感风寒咳嗽四天，痰不多，色白，恶寒怕冷。经用抗菌止咳药物治疗罔效。闲谈之余，言可用"时间治疗学"的方法灸治咳嗽，患者欣然接受。采用本法取肺俞、大椎，一次症减，四次痊愈。

二、何某，男，58岁，农民，黔阳龙田人。1980年夏末初诊，咳嗽时发时愈近十年，每逢秋冬加剧，诊为慢性支气管炎。日前咳嗽气急，咳吐白痰，夜难平卧，易汗出，纳谷不香，形瘦神疲，腰背酸楚，舌质淡，苔薄白，脉滑细弦。经上法治疗一日后咳嗽好转，五个月后诸症消失，随访至今未见复发。

子午流注推拿之我见　　王志仪．山东中医杂志　1988，7（6）：28～29．

子午流注推拿，是根据子午流注学说的基本理论，采用子午流注的推算方法，逐日按时推拿施术的一种方法。

作者近年来对396例肠功能紊乱、慢性胃炎、神经衰弱患者作了探索性治疗，其中肠功能紊乱116例，痊愈84例，好转32例，痊愈率72%；慢性胃炎154例，痊愈122例，好转32例，痊愈率79%；神经衰弱126例，痊愈98例，好转28例，痊愈率77%。平均2次见效，12次痊愈。

小结：①子午流注推拿，在临床应用方面，虽然有一定规律，但也不是固定不变，应在逐日按时施治的基础上，按照病情症状,结合手法灵活运用。②按照病情,选择与流注经相适应的时间进行定时治疗。如冠心病约定在卯时治疗,慢性支气管炎在未时推拿,是子午流注推拿的根本,也是运用子午流注推拿的关键。③子午流注推拿,对急性病如小儿急惊风、厥症、急性胃痉挛、肌痉挛和定时发作的疾病如癫痫、五更泻等尤为适应,凡是推拿适应证只要采用子午流注推拿都可收到不亚于单纯推拿的疗效。④根据气血盛衰的周期性逐日按时治疗,以调和气血,再给予适当补泻手法和子母配穴来补虚泻实,是有必要的。在气血流注的基础上,补泻手法运用得当,可协同调节气血的盛衰,提高治疗效果。

文中并举典型病例两则。

子午流注在按摩临床中的应用体会 严叟. 浙江中医杂志 1988,(4):165.

一、偏头痛 范某,女,28岁,1984年10月9日就诊。患者于1979年春季患重感冒后,常感右侧头痛。起初局限于右侧颞部,继而疼痛扩张到患侧眉棱骨和前额部。疼痛以每日早晨7时为重,至9时后逐渐减轻,呈节律性。初按常规操作施术,治疗10天,收效不明显。遂在坚持原操作的基础上,按照"子午流注"纳子法约患者于早上9时(辰时)来诊,根据虚者补其母的原则,点揉双侧解溪穴5分钟。次日复诊,诉当晚睡眠很好,现偏头痛已明显减轻。如法治疗,连续10余天,病愈。3年后随访,患者体质壮实,头痛未曾复发。

二、失眠 陈某,男,46岁,1985年12月8日就诊。2年前患者因亡妻,过伤思虑、恼怒,而致严重失眠,经治疗后好转,又出现夜寐早醒。每天凌晨2点钟即醒,辗转至天明。近来精神恍惚,健忘,心烦易怒,胁下胀痛,口苦,舌红、苔薄黄,脉弦。遂前来就诊。以疏肝理气,宁心安神,治疗不寐之常规操作术,治疗10天,疗效不稳定,时好时差。于是嘱患者于每晚2点钟醒后重按行间穴1分钟,然后再轻揉头顶百会穴,直至思睡。此法与常规治疗配合,半月而愈。

三、五更泻　张某，女，53岁，1984年12月20日就诊。患者1979年冬以来，每日早晨5～7时腹泻2～3次，便前腹胀、腹痛，便后痛减。曾以"鸡鸣泻"、"肠结核"等，多方中西药治疗未愈。近来纳差，倦怠，四肢不温，腰部酸痛而前来就诊。刻诊见面色苍白，舌淡、苔薄白，脉沉细。嘱患者每早8时（卯时），手阳明大肠经盛时来诊，先按虚补其母原则，揉点双侧曲池穴5分钟，然后再施以温补脾肾治疗腹泻常规操作。术中患者即感腹部温热，术后腰部酸痛明显减轻，全身舒适轻松，次日晨仅稀便1次。连续治疗7次而愈，至今仍未复发。

笔者对一些病情随昼夜变化而呈现节律性的疾病，先按子午流注"纳子法"开穴，根据辨证的虚实进行补泻点揉，然后配合常规按摩操作，疗效明显优于单纯的按摩疗法。至于那些病情不随昼夜变化而呈季节、旬月节律性消长者，笔者也尝试运用"纳甲法"开穴，宣调经气，再配合辨证施术，也有一定效果，尚有待进一步摸索总结。

电排针治疗小儿麻痹后遗症的临床研究　顾光．中国针灸1988，8（5）：1～5．

本组1000例，男619例，女381例。病程2～26年。

治疗方法：①辨证归经，循经论治：以经络辨证为主，根据患者病变部位、经络分布和循行走向，结合麻痹肌肉的分布和功能状态而选择有关经、穴组方。常用：第一组为脾胃经穴组，第二组为膀胱、胆经穴组，每日一组，交替使用。另外还每次选任、督脉经穴2～3个。治疗时间按子午流注纳支法，选脾、胃经气旺盛的"辰"、"巳"两个时辰，施以"电排针"治疗。②操作方法：确定相关经穴后，沿着经络循行，从受损部位的始端起，依次进针，针间距约3cm，相连成排，每次用两排。然后依次运针，得气后加大指力，以插为主，诱发针感循经穴上下传导。最后以细铜丝缠绕连结各针，接通脉冲电源。故名"电排针"。

结果：1000例中，显效360例，有效340例，好转260例，总有效率96.0%。临床研究发现：疗效与疗程成明显正比。下肢主要肌肉或肌群的功能恢复，以臀大肌、臀中小肌、绳肌的恢复快而易，而股四头肌、内收肌的恢复则慢而难。通过41例股四头肌肌电图观察（为了避免婴幼儿发病后1～2年有一定的自然恢复因素，75.0%以上的患者病程在5年以上，85.0%患者年龄在5岁以上）有32例肌电图变化明显好转，表现为纤颤电位减少或消失，重新出现运动单位，运动单位数量增加，出现多相电位等。说明前角细胞功能部分恢复，有效率为78.1%。并对作用机理作了探讨，发现治疗后血中5-HT、5-HTAA含量较治疗前明显升高，血液胆碱酯酶活力明显降低，可能有助于外周血管扩张，血流通畅，促使麻痹肌肉功能恢复。

循时气功点穴治疗肾阴虚证　李子让．按摩与导引1987，17（6）：17～18．

根据十二经气血流注与十二时辰相合的道理，于酉时用气功点按复溜穴治疗肾阴虚证3例，皆一次治愈。

治疗方法：酉时（下午5～7时）让患者盘腿静坐，闭目，调匀呼吸，意守丹田5分钟，医者气沉丹田，引气上行至中指端，点按患者之复溜穴（肾经之经穴），行9个9次，即9次为1组，行9组（补法）。然后，再从复溜穴向太溪穴方向用内力轻轻推动3个6次（微泻法）。最后，医者中指在患者复溜穴，指力向下（进针方向）用内力微微震动1分钟，缓慢起手。治完后，让患者再静息2分钟，嘱其防止过劳。

一、张某，男42岁。自述失眠多梦，口咽发干，手脚心发热并出汗多，夜间尤甚，腰酸。查：舌质红，脉细数。诊断为肾阴虚。经上述方法治疗1次，症状完全消失，随访3天未复发。

二、李某，男，45岁。自述口舌发干，手脚心发热并出汗多，腰酸，下午小腿有轻度浮肿，睡眠不好。查：舌质红，苔白，脉细弱。诊断为肾阴虚。经用循时气功点穴治疗后，患者感觉舒适轻快，第2天随访，症状完全消失。

肾阴虚宜补之。复溜穴乃肾经之经穴，属金，肾经属水，金为水之母也，根据"虚则补其母，实则泻其子"的原则，故补复溜。根据阴阳所在，阴在里，阳在表，阴虚者多有阳盛，故重力以补阴，轻浮用力以泻其阳，阴阳平衡，则疾病消。

按时发病医案7则　王与贤．浙江中医杂志　1980，(4)：181～182.

一、上午目赤：朱某，男，14岁，学生，1976年6月诊。发病半年多，每日清晨开始，两目红赤，视物模糊，午后红赤全退，视物亦清，逐日如此，不稍变化。眼科诊为慢性结膜炎，用中西药不效。诊脉略沉，舌淡苔白，无他症状可据。因思上午为阳气用事之时，病发于此时，非阳盛，即阳虚，据现在脉象及过去用药，投以真武汤加细辛，两剂而愈，至今四年未发。

二、上午头痛：张某，男，10岁，1964年6月来诊，二年多来每日上午头痛，多治未愈。初诊脉象稍沉，舌淡苔润，面色无华，头部隐痛，过午痛止。为阳虚之证，予附子理中丸六粒，服二丸后，头痛倏然而止，余药两日一丸服完，完全治愈。

三、上午热重：田某，男，3岁，1962年3月诊。突发高烧十余日，颈项强直，手足抽搐，经西药治疗抽搐稍止，但高热不退，脉来急数，舌赤苔黄，神清。上午躁扰不宁，过午却较安静，诊为肝胃阳盛热极。以白虎汤合羚角钩藤汤，服一剂后，症状明显减轻，续服六剂，热退身安。

四、胎动不安，午后证剧：霍某，女，28岁，1973年10月诊。妊娠四月，胎动不安，服保产诸方不效，六脉沉紧，舌淡苔白，面㿠无华，腰酸腿困，四肢不温，胃纳甚差，每到午后饱满尤甚。此系阳气衰微，胎元不得温养，方以附子理中加当归、川芎、白芍、茯苓，服十余剂，满痛全消，胎气遂稳，至期而产。

五、夜间崩漏：樊某，44岁，1971年10月诊。三年来经期正常，但淋漓不断，十余日始止。且有高血压病，时作眩晕，本月25日，阴道突然大量出血，经中西药治疗不效，两日后夜间急诊，脉大弦急，舌红少苔。出血特点：日间平稳，夜间大量出血，自觉两腿冰冷，证属阴盛阳衰。遂以附子理中汤加归、芍、龙、牡以收敛回阳。服药约二十分钟，流血即止，连服十五剂，崩漏治愈，至今未发，且血压亦恢复正常。

六、夜间发热：赵某，男，21岁，1972年6月诊。患病一年，每到夜晚自觉骨蒸潮热，盗汗，尤其手足心热甚，口燥咽干，渴不欲饮，饥不能食。诊脉细数，舌红苔薄，证属阴虚内热，以四物汤加元参、麦冬、丹皮、地骨皮，连服四剂不效。细思此症，恐未顾及中土运化，改服香砂六君子汤，发热反增。因忆前人治虚之法，常须脾肾两顾，改用张锡纯之资生汤，连服六剂，果然见效，继服十剂，诸症悉除。

七、子夜失眠：田某，男，43岁，1979年3月诊。发病十余日，夜间失眠，心下痞满，不能饮食，经中西药治疗未效。诊脉两关弦劲有力，舌淡苔薄。发病特点，白天心胸不舒，每到夜间1时后，突然心下逆气上冲，翻搅难忍，必起立活动，至翌晨4时左右，逐渐缓和，日日如此。析之两关脉盛，乃肝胃之病；夜间1～3时乃子丑（肝胆主气）之时，病属肝胆，投以镇肝疏胆之剂，四剂之后，症状完全缓解。

"子午"辨治医案3则 赵阳．云南中医学院学报 1983，(3)：17～18．

一、三叉神经痛：患者中年男性。右耳前面部多于卯时和酉时发作闪电样剧痛两月余，于1981年3月9日上午6时许就诊，症见紧抱其头，忽起忽蹲，高声呼痛，涕泪湿巾。舌红润，苔薄白，脉弦。考其发病时间为卯时主大肠，大肠与肺相表里，五行属金，遵《内经》"实则泻其子"之训，取肾经

（属水）之涌泉穴针刺，强刺激，当即有冰凉感上行至右胁腹部，诸症顿失。

二、神经衰弱：患者青年男性，1981年5月17日初诊。每天于上午开始头脑发昏，疼痛难耐。其面露倦容，少言憎语，舌淡苔薄白，脉细数，伴失眠多梦。细询作病之时，每天均为上午9～11时许，是为脾虚头痛。书归脾汤方加川芎、荷顶，投药二剂，竟得体安。

三、踇趾疼痛：患者为青年男性。右踇趾疼痛数月，久治未愈。1981年12月20日就诊。症见右下肢踇趾内侧面疼痛，稍有摩擦，疼痛难忍，且足痛即欲大、小便。每至夜间2、3点钟，虽无摩擦，其痛自剧。此外尚伴心慌少寐，纳呆口苦，舌淡苔薄白，脉细弦。拟调和肝脾兼以固肾之法。针隐白、太冲、至阴、肾俞穴，并服逍遥散加味治疗而愈。

时间医学验案选例　赵满华．辽宁中医杂志　1983，(4)：32～34．

一、夜半寒慄症：患者恶寒肢厥每于夜间12时发作，4小时后大汗如水淋漓，病已半月。始投补中益气汤加浮小麦不效。据子丑为肝胆主时，寅为肺旺所值之说，结合阴阳之气交接在于肝肺的观点，认为证系"阴阳气不相顺接，"故投乌梅丸加减。两剂后诸证悉除，再予八珍汤调理而愈。

二、卯辰痛痹症：患者左侧腰髋部呈闪电样疼痛两月余。经投独活寄生汤两剂后，疼痛减轻。唯于每晨5时疼痛发作，由轻渐重，直至上午9时疼痛方止。依据"朝则为春，日中为夏，日入为秋，夜半为冬"的自然周期现象，以五行推论，晨属春，与肝胆相应，认定证属肝胆气滞，经络交接失畅，气血运转失灵。故应顺天之时，疏肝胆以活血。拟流气止痛汤加味。6剂后基本缓解。

三、申时淋痛案：患者小便淋痛黄浊两年余，经中西医治疗好转。近日来又有加重，每日申酉时，小便频数淋痛加重，伴见腰部酸困，脉沉细，舌淡苔白。据发病时间，申时属膀胱主气，酉属肾旺之时，认为病位在膀肾。拟清利膀胱湿热的八正散加味。服5剂后痊愈。

四、寅时脑门凉症：患者夜间3点突感脑门冰凉而惊醒。伴鼻窍干燥，有时恶心，咯痰不易。病发于寅时之前，恰在子丑阴阳交替之际。督主诸阳，任主诸阴。若阴阳不调，气不相顺接，到寅时阳当旺之际，气不能通达，故可表现在诸阳相汇的百会穴处发凉。认为证属阴阳不能互为交替。以乌梅汤加减，服1剂后脑门凉即愈。再予中满分消汤2剂善后。

五、酉时惊悸症：患者每天午后5时~5时半呈阵发性心悸，发作过后一如常人，已十余天。素有五更泻病史。现伴见四肢酸困，食少。心电图示：室性心动过速。面色少华，形体消瘦，脉沉迟弱，舌淡紫苔薄。病发酉时属肾所值，结合它症，认定肾虚。服温阳补肾，安神定志之药4剂，未见复发。

鉴辰别时疗宿疾　李继贵．云南中医杂志　1985，（3）：39~40.

数年来作者运用时间医学指导临床实践，对一些疑难杂病的治疗收到满意的效果，本文介绍五个病例并谈了治疗体会。

午时头痛投泻心汤二剂症状大减，续经竹叶石膏汤治愈，此乃清泻少阴心火之意也。

子时耳痛眩晕之病责之于阴不济阳，少阳风火独升，投以柴胡加龙骨牡蛎汤，竟两剂而痊。

寅申时胃痛之老年男性患者，认为其病发作于少阳相火主时之期，以柴胡桂枝汤暖土达木，缓急止痛而瘥。

卯时喘咳之老年女性，谓属阳明之热得主气所助，其燥热之气，由腑及脏，上迫于肺，于是喘咳应时而作。以小承气与小陷胸汤合方治之，四剂病愈。

夜中4时昏迷之中年女性，责之于少阳少火生发不足，肺中大气不能应时输转，而致昏迷、心悸、骨肉犹脱之症，治以温升少阳，补益肺气，予黄芪建中汤加当归六剂而瘳。

因时治疗点滴 宗修英．北京中医 1985，（1）：38～39．

本文举因时用药治疗医案两则，均取得理想效果。

一、赵某，男，19岁，1987年6月18日初诊。患儿每晚1时许小腹阵发性疼痛两个月，疼痛发作后状如无病。曾做各种检查未见异常。迭经中西医治疗无效。查舌质淡红、苔薄白，脉沉缓、尺弦。患儿临床症状不多，仅据发病时间正值肝经运行，而疼痛部位也属肝经所致，脉见尺弦，乃是下焦疼痛之象。约时许痛缓者，乃肺经当令，金能制木，故自平也。综上所见，乃肝之经气不行，届时而拘急作痛也。方选芍药30g，甘草10g，三剂。服后痛未再发。

二、刘某，男，24岁，1983年6月8日初诊。一个月前发现尿时有泡沫，尿检蛋白（＋）～（＋＋）。现上午、晚间尿检正常，惟在中午则有蛋白（±）～（＋），少量血细胞。双腿酸沉乏力，晨起心悸，食欲一般，量稍减，饮水量多，大便正常，上眼睑略有浮肿，舌苔淡黄稍厚，脉象沉缓，左寸独强。证属肾阴亏损，水能济心，而心阳亢盛，遂下移热于小肠，致使泌别失常，而蛋白出焉。采用滋肾清心之二至丸、导赤散加味调制。七剂后恢复正常。

作者认为疾病的病因病机，不仅与脏腑气血、六淫七情、饮食劳倦有关，还与一年之四季、每季之节气、每天之昼夜十二时辰都有密切关系。上举二例是在辨证论治的基础上，结合发病时间这一整体观念的特点，加以综合分析，遂收到较为理想之疗效。

依时治疗3则 俞群力．内蒙古中医药 1988，（4）：34～35．

一、巳时腹泻：杨某，男33岁。1984年4月22日初诊。患者自述每天上午9～10时，必定腹痛泄泻，日日如此，定时发作，已有一年之久。且兼疲乏倦怠、腰酸困疼等症。观其面色萎黄、神疲倦怠、并兼纳呆腹胀，心烦易怒，少寐多梦，及心悸盗汗，头晕耳鸣，目涩，健忘等症。察其舌质色红、舌尖赤、苔薄黄、脉象寸关虚芤，两尺沉涩。根据病发巳时，症属劳心过度、损伤心脾、阴血暗耗、神失所养，脾旺于巳时，脾虚则当旺不旺，故致泻泄；晨属于春，与肝相应，肝失条达，乘土之虚，每见腹痛。治宜补益心脾，养血安神，滋阴柔肝，方用归脾汤加味，服九剂，腹泻已止，寐亦稍安，继服九剂而愈。

二、丑时腹痛：李某，女，32 岁。1984 年 10 月 11 日初诊。两年多来每于凌晨开始少腹疼痛，每月经行前数日，开始乳房胀痛，继则腹痛转剧而不分昼夜，经行后腹痛又缓，复转夜甚。经水初行其色较淡，渐转紫赤而黑，夹杂血块。血块排出疼痛稍减。详查患者面色黄赤，精神抑郁，心烦易怒，时发叹息，尚伴有胸胁胃脘疼痛，少寐多梦，五心烦热，头晕耳鸣，腰部酸困，带下黄白量多，咳嗽痰多稀薄，食少脘闷，舌质红，苔黄滑，脉弦数。根据病发丑时，乃肝旺之际，肝郁日久，气郁化火，劫烁津血。肝失濡养，厥阴经脉不利，气不通达，所以每值丑时少腹拘急疼痛。治拟加味滋水清肝饮合六君子汤。服十二剂，腹痛悉减，精神爽快，食欲亦增，行经五日，较前为畅。效不更方。继进十剂，前后调理月余而痊愈。一年后随访，未见复发。

三、酉时头痛：吕某，女，15 岁。1985 年 6 月 11 日初诊。自述头痛已有一年之久，每从下午 5 时左右开始，入夜尤甚，尚兼头晕耳鸣，视力减退，食少纳呆，痰多恶心，以及失眠健忘诸症。虽经脑电图和 X 光拍片检查，均未发现明显异常病变，乃转求中医诊治，询其头痛部位，多在左侧太阳穴处，且每因休息睡眠不好而转剧。脉象细数，舌质偏红，舌苔黄腻。析之，发育之年，肾精未充，刻苦读书，阴血暗耗，脑神失养，故致头痛。又劳思过度之人，心脾皆虚，运化失常，痰浊内生，所以每于下午酉时，阴气当旺之时，阴不制阳，水不制火，虚火上炎，痰浊随之上扰，而表现恶心头痛，少寐健忘。治用滋阴降火、化痰清热、养血安神之法。处方：枣仁、知母、麦冬、阿胶、黄芩、白芍、当归、丹参、半夏、陈皮、云苓、炙甘草、胆南星、僵蚕。服上方六剂，头痛大减。夜寐亦安，仍用前方。另加白术，继服六剂痊愈。

"子午流注"应用于内科验案3则 范镇海．辽宁中医杂志 1990，(12)：21～22.

一、子夜寒冷案：李某，男，43岁，1985年4月1日诊。患者每于夜间23～1点出现寒冷，已7天，于某院服西药治疗罔效，即转诊中医。刻诊：现仍定时发作寒冷，每发伴有胸膈痞满心烦懊恼，头眩口腻，但2小时许，其症自行缓解，舌苔白腻，脉弦滑。诊为子夜寒冷证。证属邪伏膜原，治宜开达膜原，辟秽化浊以祛邪。拟柴胡达原饮加减。1日1剂，水煎2次，取汁混合，于子时前1次温服。3剂尽而病愈。随访3个月未复发。

二、酉时胃脘痛案：彭某，男，49岁。1987年12月8日诊。患者胃脘痛5月余，然其每日固定在17～19点发作，痛则喜按，胃脘部有冷感，伴见少气懒言，头晕疲乏，小便反多等症。舌质淡苔薄白，脉沉细。17～19点属酉时，为肾之值时经脉所主，结合其时胃脘痛所表现的一派脾虚之象，断为肾阳虚，此肾病及脾也，为其时肾虚所主所致。治用金匮肾气汤，5剂，日1剂，水煎2次，取汁混合，于酉时前1次温服。5天后，胃脘痛大减，精神转佳，小便正常。药已中病，守原方续服10剂，诸证皆除。随访半年，未再发作。

三、丑时阵咳案：彭某，男，45岁。1988年10月20日诊。诉干咳2月，每晨1～3点即发阵咳，经治效果不佳而就医。刻诊：每发咳引胸肋痛，伴面红口苦，急躁烦闷，口渴咽干，持续2小时许，其咳则止，白天一如常人，大便干，小便黄，舌质红，苔黄少津，脉弦略数。早晨1～3点属丑时，为肝之值时经脉所主，辨为肝气有余，木火刑金所致。治宜清肝泻肺，润燥止咳，方用化肝煎加减。日一剂，水煎2次，取汁混合，于丑时前1次温服。进4剂后，咳大减，余症亦见好转，效不更方，原方续进6剂而愈。内科运用"子午流注"，主要是根据在主时经所表现的证候，来辨其主时经之气不足或气有余，或邪伏其主时经。这样能延伸且加深对疾病的认识，不仅给临床辨证带来新的启发，而且能更好地指导临床治疗，减少用药的盲目性。特别是在临床治疗中，选择最佳用药时间进行治疗，可获得最佳疗效。

循时辨证验案3则 王万袒．实用中医内科杂志 1991，5（2）：37~38.

一、阳虚寒痹案：林某，女，67岁，居民。因步履湿地后出现腿部酸软，1周后双下肢出现红赤肿胀，夜间发烫。经多方求治，症情依然。刻诊：面色晦暗无华，形体丰腴，双膝关节至踝关节处每至夜晚3点开始发烫，扪之灼手，局部肿胀，按之微凹，伴手足麻木，背部时现畏寒，延至5时左右热象才渐退。舌淡，苔微黄白相兼，左脉沉迟，右关濡缓。辨证：体虚感受寒湿，郁久化热成阳虚寒痹。其病本为寒湿，标为热。治以温阳散寒除湿之法。处方：肉桂、蚕沙、苍术、巴戟天、甘松、五加皮、细辛，药进4帖，诸症悉愈。该疾于夜间3~5点发作，正值肺寅当令，阳气向旺之时，阴寒太过不能御邪，故出现上述之症。药中肯綮，4帖而瘥。

二、胃脘痛案：代某，男，45岁，农民。罹患胃脘痛10年，每日上午8~9点定时发作，用中西药治疗不效。症见神疲乏力，纳差喜酸，痛时喜按，舌淡边见齿痕，苔薄白，脉虚软，证属脾胃气虚，中阳不振。治以补益脾胃，温健中阳。处方：黄芪、党参、炒白术、淮山药、法半夏、杏仁、黄荆子、砂仁、乌梅、木瓜，调治1个月，诸症悉除。本案胃痛于早8点始现，属胃辰脾已当令，肝气升发旺盛。盖脾胃属土，必招木贼，故属脾胃虚弱之证。今用补脾温中，止痛霍然。

三、哮证：魏某，女，33岁，干部。去岁夏7月中旬感冒后出现咳喘，治1月症情好转。值今年7月中旬因劳累汗出当风，咳喘复发，定时于夜半12点发生，甚则平卧困难，直待鸡鸣方减。刻诊：面色㿠白，双睑浮肿，形瘦神倦，夜半咳嗽，气喘，喉间痰鸣，不能平卧，舌淡，苔薄白，脉沉细。系正虚邪实，寒痰伏肺，肾水太过，拟温肾逐痰，佐以敛肺。处方：淫羊藿、补骨脂、罂粟壳、白前、乌梅、木香、沙参、麦冬、杏仁、当归、知母、陈皮，服药3帖，夜间安卧如平人，后服补肾防喘片3月，肌注支气管炎疫苗以绝宿根复发。本案哮证于7月中旬发作，咳喘亦于夜半定时发生，此正值水旺之时，肾水过旺则制火侮土，致阳气升发不利而现哮证，夜半后乃脾旺时刻，足可抑制太过之肾水，故施用温肾蠲痰法而获捷效。

子午流注针法治验四则　陈玉，等．湖南中医学院学报1989，9（2）：2.

一、喘证：张某，男，42岁，1980年9月25日诊。诉每日凌晨3时即喘促不能平卧，伴有气短、胸闷、需端坐吸入"气喘喷雾剂"5分钟后方能缓解，翌日如常人。曾在上海、黑龙江、湖南等地工作，病发无间，罹病20余年，多方治疗无效，以纳子法推算，凌晨3时乃丑时交寅分之时，其病在肝经，取肝经输穴太冲针之，嘱停用"气喘喷雾剂"，亦不服药。第二天患者来告，昨夜未发。1985年来信：自扎针之后，喘促未再作。

二、奔豚气：刘某，男，64岁，1981年10月28日初诊。自诉少腹部有股热气上冲胸间及咽喉，每日凌晨2时发作，兼有口苦舌干，舌麻，肢麻，须将衣被掀开，坐起片刻，待热气消散则自愈，睡至凌晨4时，症复如故。25年来叠进中西药物无效。以纳子法推算，病发丑时、寅时，病气旺于肝肺二经，针肝经太冲、肺经太渊二穴。二诊时，述病大减；三诊时丑时症停发，寅时症状亦减；至五诊则取太渊、佐以尺泽。患者年老体弱，正气虚衰，25年之痼疾，七诊方愈。

三、缩舌症：王某，男，5岁。1965年3月2日初诊。每日下午七时，即见舌往喉中缩，伴有惊恐，不能言语，一小时左右不药自愈，病发月余，就医数次，收效甚微，慕名求诊。盖下午7时为酉时，病在肾经，针肾经输穴太溪，一次知，二次愈。

四、腰痛：陈某，女，45岁，居民。1955年9月7日初诊，腰痛两月，定时发作，每日凌晨2时左右即疼痛难忍，呈抽掣样痛，痛时不能再睡，必起床撑腰行走数步，其痛始缓，至天亮腰痛若失。曾在某处针灸5次并服中药10剂未愈。以纳子法推算，凌晨2时是丑时，气血旺于肝经，取肝经输穴太冲刺之，嘱停服他药。第三天复诊，诉两夜未痛，恐复发，要求再针1次，仍取太冲。

按：从四则例案中可以看出，运用子午流注针法有三个特点：①患者必定时发病；②针刺已病经脉之腧穴，无虑针刺补泻手法，只需留针20分钟即可；③不必依其已病的经脉经气流注盛衰的时机推算，只要记住"肺寅大卯胃辰宫，脾巳心午小未中，膀申肾酉心络戌，亥焦子胆丑肝通"的歌诀，按所病之时辰推知已病之经脉，刺其已病经脉之腧穴即可，免却了推算的繁琐而又不悖于子午流注原理，宜于推广应用。

不同时辰针刺原络穴有良效 李珍杰．新中医 1989，21(8)：28~29.

作者在遵循子午流注、灵龟八法的传统按时取穴的基础上，经过多年的临床实践，在不同时辰气血流注的经脉上，选取原穴及络穴针刺治疗各科常见病306例。其中男137例，女169例；年龄最小7个月，最大76岁；病程最短2小时，最长30余年；针刺最少1次，最多12次。操作方法：穴位确定后，常规消毒，其深浅及行针、留针法均与一般针刺法基本相同，但本法采用强刺激疗效较好，根据人体的强弱及证候的虚实，施以适当的补泻手法。每5~10分钟行针1次，留针15~30分钟。急性病每日针刺1~2次，慢性病每日或隔日1次。每日观察疗效，针刺期间均未配合其他治疗方法。结果：痊愈（临床症状及体征均完全消失）162例；有效（症状显著减轻或针刺后症状暂时消失，但不久又有反复者）129例；无效（症状无变化或加重者）15例。

本法有简便易行，易懂易用的优点，无需作复杂的推算过程，只要掌握不同时辰与经脉的配合及其原、络穴即可应用，而疗效也不次于传统的子午流注、灵龟八法。作者在未发现本法之前，曾用灵龟八法治疗常见病224例，总有效率为92.4%，而本法总有效率为95%，二者疗效基本相近。临床证明，本法之镇痛作用尤为显著，对某些疼痛性疾病，可收到针后痛除之效。对某些病例经用子午流注、灵龟八法乏效时，改用本法常可获效。

择时选穴针灸法临床举隅　薛自强．江苏中医　1991，12 (3)：25～26.

作者经20余年的探索，在苏州钟表研究所的大力支持下，研制成了"日运钟"。即以钟的形式，将太极八卦、脏腑经络、气血流注、阴阳盛衰、干支开穴等六大开穴体系的内容，迅速准确地同时展示眼前，无需查找测算，随时举目可见，便于临床优选开穴，达到既辨证又逢时，从而充分发挥了子午流注等时间针灸学的治疗特色。

一、日运法病例（太阳伤寒）：胡某，男，21岁，学生，1987年9月21日诊。头痛发热微恶寒2天。刻诊：体温38.4℃，头项强痛，苔薄白，脉浮数。血白分：总数8100/mm^3，中性68%，淋巴32%。此刻11点15分，"日运钟"指示地方时为午时，"日运法"指示太阳病欲解时，取少泽、委中各以三棱针点刺微出血，加后溪、京骨泻法，捻针2分钟，自觉周身微汗，留针15分钟。2次即愈。

二、纳子法病例（舌纵不收）：房某，女，31岁。1986年8月24日诊。患类风湿性关节炎3年，迭治乏效，手足多处关节畸形。近来常觉舌体不适，有抽动感。今日上午语言含糊，下午渐重，直至舌纵不收。查：舌伸口外不能回缩，说话困难，舌暗红，脉沉细，手足冷。证属寒湿久羁，久病及肾。

当取少阴为治。"日运钟"指示此刻地方时间为酉时,按纳子法正值少阴经值时,与病相切,故取少阴开穴涌泉捣刺泻法、廉泉、合谷。行针时令患者仰面而卧,随针之出入深呼吸,行针三度,见舌体回缩,说话正常,留针30分钟,一次即愈。

三、纳甲法病例(精神分裂症):薛某,女,18岁,1986年9月21日诊。近日来突然精神失常,无故发笑,笑而不语。刻诊:喃喃自语,独自发笑,答非所问,语多重复。且多离奇古怪之言行。苔薄黄微腻,脉弦滑。此乃情志不遂,思虑过度,脾失健运,聚津为痰,痰浊上扰神明。治当化痰降逆,安神定志。"日运钟"所示此刻为戊辰日丁巳时,纳子法开大陵,配人中行泻法。病人先躁动后渐安静,每5分钟行针1次。用此法治疗4次,一切正常。随访至今未复发。

择时选穴针灸疗效显著,但所选开穴一定要与病情相切,即既辨证又逢时才能最大限度地发挥择时选穴针灸的最佳作用,获得最佳疗效。利用"日运钟"能迅速准确显示出当日当时辰及以后各时辰"纳甲法"、"纳子法"、"日运法"、"灵龟八法"、"飞腾八法"、"养子时刻注穴法"等多种开穴内容,从中选择既辨证又逢时的开穴而取得最佳效果。

灵龟八法

运用灵龟八法针法治疗肠梗阻初步介绍 党波静,等.上海中医药杂志 1962,(7):27~28.

例一:陆某,男性,于1961年12月14日上午5时30分入院。患者在入院前18小时,突然发生腹部阵发性疼痛,伴有恶心呕吐、腹胀,无大便,无矢气,呕吐物有臭味。

检查:体温37℃,脉搏58次/分,呼吸18次/分,血压128/80mmHg。望诊:呈急性病容,营养中等,发育良好,精神萎靡,神志尚清,腹部膨胀隆起,肠型显现。触诊:皮肤弹性轻度减低,腹壁轻度紧张,压痛存在。叩诊:呈鼓音。听诊:肠鸣音亢进,呈金属音。X线检查:横位心,满腹显示小肠肠曲充气,有散在性液平。实验室检查:血色素10.7g%,红细胞342万/mm^3,白细胞8500/mm^3,中性80%,淋巴16%,嗜酸球2%,二氧化碳结合力试验55%。既往有腹部手术史。印象:粘连性肠梗阻。

根据灵龟八法取穴法,12月14日是辛巳日,上午9时30分是巳时,推算得余数五,五与二同属坤卦,应取照海穴。手法:进针得气后施泻法,持续1分钟;3分钟后腹胀减轻,留针2分钟。出针后2小时许腹胀减轻,无恶心呕吐,排气一次;3小时后腹痛完全消失,腹部压痛亦消失,肠鸣音不亢进,排便一次甚多。下午5时检查认为:梗阻完全解除。2天后痊愈出院。

另外所举两例肠梗阻患者均按灵龟八法开穴施泻法一次即解除肠梗阻。

运用灵龟八法针刺治验 张超杰.福建中医药 1963,8(6):26~27.

作者根据灵龟八法按时取穴,配合其他有关经穴,治疗钩虫病、丝虫病、蛔虫病等十余例，效果颇为满意。

一、钩虫病：林某，女，65岁。禀赋素弱，久患咳嗽气喘。面部浮肿，头晕目眩，心悸。四肢黄胖无力，两踝按之凹陷不起。胃部胀满，嘈杂噎酸，饮食不消，晨起飧泻。口淡、嗜茶。面色萎黄，舌色淡，脉虚。化验检查：血色素3.5g%，粪检：钩虫卵0~2~3。曾服归脾汤及理气平喘诸剂，效果不著。家人以年老体弱进以补品，反致诸症增剧。此因脾胃健运失常，精微不能输布脏腑，气虚血亏。拟按"灵龟八法"施行针刺治疗。初诊：庚子日，丙辰时，按"灵龟八法"推算取申脉，配后溪。属坎卦，系督脉与阳跷相通，为夫妻相配，水火相交。除按时取穴及奇经八脉交会相配外，再加针百虫窠以除虫；中脘、足三里以健运中土，消滞化积；肝俞、脾俞以藏血统血；大肠俞、天枢以调整脏腑之转化。各穴交替使用。手法：百虫窠以迎而泻之，其余用随而补之，轻微捻转十分钟。经八次治疗后，食欲增加，四肢较为有力。嘈杂吞酸、胃部胀满、飧泻均已消失。面足浮肿、头晕、心跳显著减轻。血色素检查：6.5g%。粪检：钩虫卵（-）。经月余观察，恢复健康，已参加劳动。

二、丝虫病引起乳糜尿：黄某，女，32岁，素体健康，近年来时感寒热，身酸，头痛，两踝随寒热而浮肿。五月间，因农忙昼夜劳动，突寒战发热，小便色白如膏，溲时无痛，四肢疲倦，口渴欲饮，舌苔白厚，两脉弦数。曾认为膏淋，以清热利湿调气行血等剂无效。血检：血丝虫（+），断为丝虫病引起乳糜尿。初诊：丁丑日，癸卯时，取照海，配列缺。此外再取中极、膀胱俞，募俞相配，以促进膀胱气化，使湿热下泄；佐委阳以调膀胱，佐三焦俞以疏利，足三里疏阳明，健土利水。手法均同前例。经过四诊，小便转清，续针三次，小便正常。经多次血检，血丝虫（-）。月余追访未见复发。

三、蛔虫病：陈某，男，15岁，学生。素质较虚，面黄肌瘦，舌淡苔花，饮食不消，时有嘈杂噎酸，腹痛，时有块状起伏。粪检：蛔虫卵 2-4-5。经服山道年等驱虫药，虽曾下虫，腹痛仍隔二、三日发作，伴有呕吐不食。给服乌梅丸、化虫丸，腹痛减轻，但未见虫下。停药后，仍腹痛，再度粪检蛔虫卵 0-2~3。其病缠绵反复，遂用本法治疗。初诊：丙辰日，丙申时，取临泣，配外关。每次再配足三里、中脘、三焦俞、大肠俞、天枢、百虫窠。针刺二次后，食欲增加，嘈杂吞酸显著减轻。腹痛虽复发一、二次，但较轻，再针三日，蛔随粪下，症状消失。粪便复查蛔虫（-）。经二月来观察，无腹痛发作，身体较前健康。

用"灵龟八法"的针法治疗急性扭伤 58 例　王印会．上海中医药杂志　1966，(1)：35.

　　作者自 1964~1965 年初，以灵龟八法针法为主，治疗急性扭伤 58 例。扭伤部位有背部、腰部、肩关节、膝关节、腕关节、踝关节等，局部有疼痛、活动不便和程度不等的肿胀、瘀血现象。58 例经 X 线摄片检查，均无异常变化。治法：根据"灵龟八法"的针法取穴，在每次治疗时，按时以天干地支进行推算，找出应开的穴位，并适当配取局部穴位。手法均采取泻法，每次留针 20~30 分钟；每隔 5~10 分钟捻针 1 次。疗效：58 例经用上法针刺后，痊愈者 52 例（疗程：1~3 天者 29 例，4~10 天者 14 例，11~15 天者 8 例，35 天者 1 例），进步者 6 例（疗程：10 天者 1 例，11~15 天者 1 例）。

　　一、严姓，男，33 岁。1964 年 2 月 28 日中午，因走路不慎而扭伤右踝关节，当时行路困难，局部有轻微疼痛；继则疼痛加剧，活动受限制。即来门诊。局部轻度红肿，压痛明显，当时给予局部热敷，并口服止痛药（安痛定 0.5g），疼痛稍缓解，但活动仍受限。2 月 29 日经 X 线摄片检查，无骨折和脱位情况。诊断为急性扭伤。根据"灵龟八法"取穴法，2 月 29 日是丁未日，上午 9 时 30 分是巳时，推算得余数为 6，"6"是乾卦，应取公孙穴。进针得气后施泻法，持续捻转 5~10 秒钟，患者自诉局部疼痛明显减轻。留针 20 分钟，留针期间捻针3次。当针取出时局部疼痛已减大半，压痛明显消失，活动自如。3月1日复诊：3月1日是己酉日，上午10时10分是已时，推算得余数为8，"8"是艮卦，应取内关穴；局部配穴取解溪、丘墟等。手法同前。经2次针刺，症状全部消失。

二、某姓，男，17岁。右膝关节和右足被马车压伤已3天。压伤当时，不能活动，继而肿胀。经外科检查和X线检查，未发现骨折和脱位现象。给予一般处理，效果不显。根据"灵龟八法"取穴法，5月23日是壬申日，上午9时30分是已时，推算得余数为5，"5"与"2"同属坤卦，应取照海穴。进针得气后施泻法，持续捻转5～10秒钟后，患者自觉局部疼痛明显减轻。留针20分钟；留针期间捻针3次。出针后患者已可自由活动，自觉局部有松快感。25日复诊：25日是甲戌日，上午9时35分是已时，推算得余数为6，"6"是乾卦，应取公孙穴。手法同前。针后症状又有减轻。26日三诊：26日是乙亥日，上午9时20分是已时，推算得余数为1，"1"是坎卦，应取申脉穴。手法同前，经三次治疗后，症状全部消失。

灵龟八法的临床应用 管正斋．云南中医杂志 1980，(4)：18～21，17.

文中介绍了灵龟八法的基本知识及开穴方法，附验案3则。

一、孙王氏，女，42岁。患心痛、冷气痛与脐腹胀满等病，时犯时止，已数载。形体羸瘦，药饵不愈，曾多方医治，终不见效。遂用本法，就诊日期为1961年1月6日下午2时许。为甲辰日辛未时，开穴当为内关，对病人完全合用，再取交会穴公孙。进针得气后，患者即感轻快。根据笔者经验，加刺有效之配穴大陵、中脘、隐白、天枢等穴，6次痊愈。

二、王某，男，40岁。患喉痛，气满，胸中寒痛，久病不愈，要求针灸治疗。就诊日期1964年5月12日上午10时，为辛酉日壬辰时，应开外关或列缺（四数相加，7＋9＋5＋6

=27，阴日除6，若商4，余数为3，若商3，余数为9），此病症应取列缺，根据经验又加配有效穴少商、商阳、内关、膻中、足三里等穴。针后顿感轻松。共针5次痊愈。

三、王魏民，女，55岁。患颈、项、肩痛。兼旬不愈。针各背俞等穴六次无效。是日为1965年4月2日上午10时，即丙戌日癸巳时，当开内关。因是穴与证不适而未用。预约病人次日（4月3日，丁亥日）上午10时（巳时）来诊，当开外关穴，与病症相符。先开主穴外关，加配经验穴天柱、大椎、肩中俞、肩外俞等，三次即愈。

临床运用灵龟八法的体会　姚康义，等．新中医　1982，(4)：35~36.

一、胃痛：谢某，男，61岁。1980年7月9日15：00时初诊。患者体型矮胖，平时血压较高，曾患中风，现已恢复。既往有胃溃疡病史，7月9日15时，突然脘腹剧痛，面色苍白，大汗淋漓。检查：左上腹压痛明显，无反跳痛。血压230/130mmHg，脉弦缓，舌红苔黄腻。印象：急性胃脘痛。处理：7月9日为癸未日，15时为己未时。用灵龟八法推演，值足临泣开穴。刺入一针后，其痛立止。再次测量血压已降为170/110mmHg。

二、卵巢肿瘤恶变的疼痛：金某，女，38岁，1980年7月3日16：00时初诊。患者卵巢肿瘤一年半时间内两次手术。复查发现局部疼痛，时发时止。诊为卵巢肿瘤恶性变。7月3日突然疼痛难忍，面㿠唇白，肢冷，心悸，呻吟不止，脉虚细数。丁丑日戊申时，值公孙开穴。究其证属虚寒冷痛，旋即刺入公孙一针并加烧针尾。当时疼痛缓解，10分钟后疼痛消失。

三、肩痛：李某，女，39岁。1980年7月26日9：00时初诊。左颈及左肩痛半年余，虽经常治疗，效不佳。近来疼痛加剧。查：左颈夹肌痛连左肩，左胸锁乳突肌及背阔肌松弛，张力下降，左侧耸肩困难。天髎及肩井穴压痛明显。印象：筋痹。丙子日庚辰时。当开照海穴，刺入后痛顿减，耸肩已无困难。

四、腰扭伤：姚某，女，53岁，1980年7月12日16：30时初诊。腰扭伤疼痛一日，活动受限，行走俯偻。稍动则呻吟呼痛。查：右腰肌紧张，压痛明显，且掣痛牵引至髂前处。印象：急性腰扭伤。丙戌日丙申时，值足临泣开穴。取对侧刺入一针，痛立止，腰伸直，行如常人而去。

五、输卵管结石绞痛：杨某，男，26岁1980年6月16日9：45时初诊。因输尿管结石相邀会诊。庚寅日辛巳时，值申脉开穴，刺后痛缓而渐止。

灵龟八法针灸治验　刘炳权．云南中医杂志　1984，5（4）：42~43．

①三叉神经痛：丙寅日巳时，八法开穴，公孙会内关。针后10分钟，病人痛减。次日按时开穴治疗，四诊后病愈。②腰痛：戊辰日申时，八法开穴，照海合列缺（主客），针后20分钟痛减，三诊后活动如常。③胃脘痛：八法开穴，照海合列缺（主客）用补法，针后5分钟，痛势减半，留针25分钟，出针后痛止。④偏头痛：甲子日辰时，列缺合照海，针后15分钟痛止。⑤声嘶：庚辰日辰时，取照海合列缺，针后20分钟，发音恢复清晰。

灵龟八法治验2则　杜登岭．江苏中医　1989，（4）：26．

一、杨某，男，25岁。1982年2月23日初诊。主诉右侧腰腿痛三年。三年前因扭伤而引起腰疼，并向右腿后外侧放射，反复发作。咳嗽、喷嚏、大便、弯腰时疼痛加剧。查：4、5腰椎旁压痛明显，无红肿，右侧沿坐骨神经干臀点、腘点、腓点、踝点均有压痛。直腿抬高试验45°。诊断为坐骨神经痛。针刺阿是穴（腰痛点）、环跳、委中、承山、阳陵泉、足三里、悬钟、昆仑，均为右侧。以上穴位，每日1次，中等刺激，留针20分钟。经治10次，疼痛未减。

3月5日8时30分，改用灵龟八法取穴治疗。当时为丁亥日，晚上8时30分为庚戌时，值"临泣"开穴，配外关为男女相配，留针20分钟。针后即感腰腿疼痛大减。3月6日晚9时10分为戊子日，癸亥时，值"照海"开穴，配列缺为主客相配。经第2次针治后疼痛消失。后又按此法巩固5次，至今未发。

二、谭某，女，31岁，1982年5月25日初诊。两膝关节以下疼痛2月余，疼时两膝关节以下发烧，不能下蹲。查：舌质红，苔黄而微腻，脉弦数。两膝以下有散在的结节，约3cm×3cm大小，色红，右侧28个，左侧25个，血沉70mm/h。证属热痹（风湿活动期）。5月25日9时15分，为戊申日，丁巳时，值灵龟八法"内关"开穴，并配以公孙。针后疼痛减轻，并能下蹲。次日9时复诊，为己酉日，己巳时，"照海"开穴，配以列缺。用此法共经9次治疗，两膝关节以下已不发热，疼痛亦止。查：风湿结节全部消失，血沉17mm/小时。

灵龟八法的运用　余伦文．河北中医　1984，(4)：51~53.

介绍①九宫歌；②河图之数；③八卦；④八穴配合与八脉交会；⑤五虎建元起时歌；⑥八法临日干支基数歌；⑦八法临时干支基数歌；⑧腧穴占八卦基数歌；⑨临时开穴歌；⑩灵龟八法开穴的用法；⑪灵龟八法在临床应用举例。

高某，女，57岁。患胃痛十余年，1979年农历3月11日下午2时左右诊之。当时胃痛发作，面色㿠白，形质消瘦，气怯神疲，时吐清水，痛甚时以手按于患处则稍减，舌淡白，脉沉细。此乃脾阳不振，运化失司，气机不畅。法当益中健脾。时值甲辰日辛未时，当开内关，并与公孙相配，再加中脘、足三里。内关、足三里用烧山火手法，中脘用灸，公孙平补平泻，一次而疼痛立止。按上法选日连续五次而告痊愈，随访4年未发。

灵龟八法治验介绍　高章营．中医杂志　1983，(12)：52~53.

一、腰痛：姚某，女，53岁，就诊时间1980年7月12日下午。腰部因扭伤引起疼痛，活动受限，行走呈俯偻状，稍转动腰部即"嘖嘖"呼痛。查见右侧腰部肌肉紧张，压痛明显，掣痛牵引髂骨前嵴处。诊断为急性腰扭伤，病在带脉，试用灵龟八法取穴治疗。针刺时间为 16 时 30 分，属丙戌日（为阳日）、丙申时，当取开穴足临泣治疗。针刺左足临泣穴，针入痛止，腰能直伸，行走如常人而去。

二、肩部筋痹：李某，女，39 岁，就诊时间 1980 年 9 月 26 日上午。诉左颈与右肩部疼痛已有半年余，近来又痛剧。查见左颈夹肌处压痛明显，牵引至左肩部，左胸锁乳突肌和背阔肌松弛，张力下降，左侧耸肩困难，天髎和肩井穴压痛。诊断为左肩筋痹，病在跷脉。拟用灵龟八法治疗。针刺时间为 8 时 55 分，属庚子日（为阳日）、庚辰时，当取开穴照海治疗。取同侧照海穴。针入，其痛顿减，耸肩已无困难。

三、石淋绞痛：陈某，男，45 岁，1981 年 4 月 1 日下午 16 时 35 分。诉宿有输尿管结石病，今又突发剧烈绞痛，并向阴部及右下肢内前廉放射，伴呕吐，尿检红细胞（++），白细胞（+），经中、西药物治疗后，疼痛稍减。现腰腹痛又剧作。己酉日壬申时，取开穴照海，针入痛止，呈昏昏欲睡状，痛未再发。其间留针 15 分钟。胡某，女，45 岁，1982 年 7 月 15 日晚 20 时 30 分初诊。患有右肾结核，左输尿管下段结石，昨晨大便后突发左小腹绞痛，大汗淋漓，面色苍白，经急诊治疗后症状缓解。晚间小便滞涩难出，左少腹拘急绞痛。己亥日甲戌时，取开穴申脉。患者疼痛时，术者有意不取开穴治疗而先针列缺、阴陵泉、三阴交等穴，左少腹仍绞痛不止，随后针申脉穴时，疼痛立时减轻。留针 10 分钟后，疼痛逐渐缓解，排尿正常，安然入睡。

四、坐骨神经痛：姜某，男，44 岁。1982 年 7 月 1 日晚 20 时就诊。1981 年因扭伤引起腰痛，1982 年腰痛又作，曾住院治疗一个月，左侧腰痛不止，牵引下肢坐骨神经痛。患者弯腰跛行，抬腿 20 度，腰 4、5 棘突偏左压痛，沿坐骨神经走向有压痛。X 线片示"腰 4、5 椎间盘突出症"。诊断为根性坐骨神经痛（肾虚型）。乙酉日丙戌时，当开公孙穴。治疗一次后，疼痛明显缓解，抬腿抬高到 30 度。后依不同的日、时，连续取开穴治疗 20 次，患者行走如常，抬腿提高到 45 度。张某，男，62 岁，1982 年 7 月 8 日晚 19 时 30 分。半月前因暴雨淋湿全身，即觉右下肢疼痛，行走困难。诊见患者弯腰跛行，沿右坐骨神经走向有广泛压痛，抬腿 45 度，脊柱腰段向右侧弯，右腰眼穴压痛，膝腱反射亢进，右甚于左。诊断为坐骨神经痛（寒湿型）。壬辰日庚戌时。当开足临泣，针左足临泣一次后，抬腿提高到 80 度，疼痛减轻。连续用本法治疗 16 次后，抬腿试验（－），腰痛基本消失，仅遗有右足外踝轻微酸麻感觉，判为临床治愈。病人反映，每日早晚各针治一次，效果更好。

灵龟八法治验 2 则　袁博渊．河南中医　1985，（2）：8.

一、蛔厥（胆道蛔虫症）：王某，女，31 岁。1981 年 9 月 1 日 9 时就诊。患者体型肥胖，诊前一天，右上腹隐隐作痛，自服胃舒平无效。当日早饭后，疼痛加重，痛如锥刺，向肩部放射，恶心、呕吐，并吐出蛔虫一条，脉弦苔白，全身湿冷，下肢尤甚。针刺迎香透四白，疼痛稍有缓解。半小时后，疼痛又继续加剧，注射阿托品亦不奏效。1 日为己酉日，9 时为庚辰时。推算灵龟八法本，本时的开穴：日干己数 9，日支酉数 9，时干庚数 8，时支辰数 5。日干支、时干支综合相加得 31。己酉属阴日，除以 6，余数为 1（31÷6＝5……1）。对照八卦，此数相对为"申脉"穴，针刺入后留针 3 分钟，疼痛、呕吐皆止。后服驱虫药。下蛔虫二十余条而痊愈。

二、疝气（钳闭性疝）：李某，男，39 岁。1976 年 4 月 9 日 15 时就诊。宿有疝气疼痛，反复发作，服药后疼痛可解。当日清晨挖地用力，遂致疼痛剧烈，辗转呼号，不能站立，服药不能缓解。诊见左侧腹股沟至阴囊有一梨形肿物，下端粗大部分堕入囊中，疼痛拒按，恶心、呕吐，脉大急沉。针刺时间为 9 日 15 时 40 分。属癸未日，己未时。推算灵龟八法本日，本时的开穴：日干癸数 7，日支未数 10，时干己数 9，时干未数 8，综合相加得 34。癸未为阴日，当除以 6，余数为 4（34÷6＝5……4）。对照八卦，此数相对为"临泣"穴。针入，其痛顿减。留针 5 分钟后，疼痛消失。并用手将疝块向腹腔轻揉推压，进行回纳。听到"咕噜咕噜"声响后，疝块消失，10 分钟出针，患者站立，疝块不再出现，如常人而去。后经西医手术治疗而愈。

灵龟八法治疗周围性面瘫 67 例临床小结　麻福昌．江苏中医　1989，(5)：21～22．

本组 67 例，其中男 30 例，女 37 例。采用灵龟八法临时开穴加局部取穴（如医风、阳白、下关、地仓等），针具常规消毒，快速进针，施徐疾、提插、捻转、雀啄等手法令针下得气，并使气循经行或气至病所。留针 28.8 分钟或 2～3 倍的时间，留针期间频频行针以维持气感。阳气在得气后于针柄上加艾温针灸（亦可艾条单灸 28.8 分钟）；阴日于针或梅花针轻叩渗血后加拔罐，不灸。上法每日 1 次，5 次为 1 疗程，观察治疗数疗程。结果痊愈 60 例，有效 3 例，无效 4 例。文中所举例典型病例右侧面瘫已 33 天，经上法 9 次治疗即完全恢复正常。认为灵龟八法开穴，乃循《内经》"因天时而调血气"之旨，因时制宜，因势利导，顺乎自然。28.8 分钟或其倍数，系据《内经》"五十营"理论推演而来。气血昼夜运行五十周，每周 28.8 分钟，此作为留针时间．符合气血周行的自然规律。又周身三百六十穴，统于手足六十六穴，六十六穴又统于八穴，故临床应用灵龟八法开穴，屡获显效。

针灸医案 5 则　张遂康．中医杂志　1987，28 (7)：44～45．

本文五则医案中的三、四两则为灵龟八法验案。摘介如下。

三、夹阴伤寒：陶某，男，41 岁，1986 年 2 月 18 日初诊。患者脐周隐痛、阵发性加剧已三天。病人恶寒，脐及少腹隐痛，询之则羞难明言。检查：面色㿠白，神阙、建里、天枢、关元诸穴处板急连阴茎，呼吸时疼痛尤甚，拒按，两尺脉沉细，苔薄白带紫。古人谓：伤寒伤人之阳，当使中下阳气振复。诊断：夹阴伤寒。处方：来诊当日，2月18日（癸巳日巳时），针刺：公孙（灵龟）、耳穴压痛点，留针30分钟；隔姜灸：神阙（枣大二壮）。二诊：2月19日（甲午日巳时），痛势大减，针刺：外关（灵龟）、足三里、三阴交，留针30分钟；隔姜灸：神阙（枣大二壮）。三诊：2月20日（乙未日辰时），诸恙消失，嘱静养二周，针刺：照海（灵龟）留针30分钟；隔姜灸；神阙（枣大二壮）。

按：此案由冒寒邪与微热未除，入房耗精，更使寒邪乘虚而入，直中三阴。本方妙在隔姜灸神阙穴，能振奋中阳，为温补下元、回阳固脱之要穴。加上首先按灵龟八法穴位开合规律施针，相互配合，的中病机，故收良效。

四、输尿管结石：龚某，女，40岁，1985年9月30日初诊。患者左腰部酸痛伴血尿半月余。于某西医院经X线平片诊断：左输尿管结石。诊见：左腰部酸痛，尿频、尿痛、淋漓不断，溲出无力，面色㿠白，神疲，食少纳呆，脉细无力，舌质淡胖嫩有齿痕。B超提示：左肾盂积水，输尿管上端扩张。证属下焦肾阳不足，气化不利。治以温阳益肾、通淋排石为主。处方：来诊当日，9月30日（壬申日巳时），针刺：照海（灵龟），留针30分钟，耳穴压丸，取肾、输尿管、膀胱、内分泌、神门。针刺后两小时左右，自觉左腰部阵发性剧痛，有尿意，小溲排出棕色绿豆大小结石一枚，随后诸证消失。12月12日B超复查提示：双侧肾脏大小正常，轮廓清晰，集合系统光点未见分离现象，输尿管亦未见扩张。

用"灵龟八法"针治医案2则　郑俊江．甘肃中医学院学报　1985（2）：53，51．

一、脑震荡：刘某，女，25岁，1978年10月15日16时。患者1978年9月27日下午7时30分从行驶的公共汽车上摔下，伤后昏迷不省人事，喷射性呕吐两次。转入北京市某医院诊为脑震荡。经住院抢救4小时方醒。醒后一直头痛、头昏、头沉，以左侧为重，呕吐，不能进食，两腿无力，不能站立，有时嗜睡。住院4天后脱险，但症状不减。检查：左头顶头皮血肿4×5厘米，脉搏84次，身体瘦弱，神清、精神不振，X线照片：未见骨折现象；面色苍白，舌苔薄白，脉弦细。中医辨证系髓海受伤，瘀血停留，经络受阻，元神不宁。采用活血化瘀、疏通经络、清脑安神之法主治。10月15日下午4时（庚戌日，甲申时），先针内关，后针百会、风池、太阳，用平补平泻法，血肿局部用围刺法，留针20分钟。针治1次后呕吐停止。10月16日上午10时（辛亥日，癸巳时）先针照海，后针列缺；每日一次，针达25次时，血肿渐消，头痛、头昏、头沉减轻，出院。在门诊治疗5次，血肿和症状完全消失，同年12月和1981年7月两次随访，完全恢复正常，未留后遗症。

二、颈椎病并发剧烈头痛：李某，女，66岁，头痛20余天，于1978年9月26日16时来院诊治。患者20多天前晚上在门外乘凉，突然感到项后有一股冷风吹来，当即头痛，头胀，枕后部似裂开样剧痛，伴右上肢发麻窜到小指尖，经中西医及针灸治疗20多天症状不减而转院。当时症状：头痛剧烈；以头顶及枕部最剧，颈项强直，不能活动，双眼视物不清，右膝肿痛，活动受限。诊断为：脑动脉硬化；颈椎病。先取"灵龟八法"之开穴，9月26日下午4时（辛卯日、丙申时），先针照海留针，后针风池、风府、大椎、百劳、天柱、脑空不留针；百会、头维、太阳、攒竹、球后、合谷用平补平泻法留针30分钟。每日按灵龟八法取开穴，针达26次时，头痛、眼红肿消失，视力恢复正常，颈项活动自如，膝肿痛消失，出院。后两次追访，一直未复发。

运用灵龟八法治疗神经性头痛12例 王亚东，等．针灸学报 1990，（2）：52．

12例中男5例，女7例；年龄最小14岁，最大48岁；病程最短2天，最长5年。根据灵龟八法取穴原则，依患者就诊时间不同取穴。前额痛甚者配印堂、阳白穴；枕部痛甚者配风池穴；巅顶痛甚者配太溪穴；两侧头痛者配中渚穴。均取双侧穴位，毫针泻法，留针30分钟至1小时。每日针1次。结果痊愈6例，显效5例，有效1例。

灵龟八法治验 安培祯．上海针灸杂志 1991，10（1）：43~44.

龙某，男，1987年11月11日（甲子日）17时（酉时）就诊。患者于半月前从4m高处摔下，腰背部重度跌伤，曾用杜冷丁等治疗，痛不止，患者被担架抬来就医，痛不得翻身，彻夜难寐，动则疼痛。按八法开申脉，申脉与后溪主客相应（夫妻穴属膀胱、小肠经），再配委中点刺放血，针后5分钟，患者即从担架上坐起，随即由来人扶持慢步行走，第2天按常规法针刺1次即愈。

运用灵龟八法治疗软组织损伤27例 李珍杰．广西中医药 1985，8（1）：26~2.

运用灵龟八法治疗软组织损伤27例，有较好镇痛作用，27例中，男18例，女9例，年龄最大68岁，最小15岁，病程最短半天，最长8年。针刺次数最少1次，最多6次，平均2.4次。手指及腕部扭伤7例，肩部2例，肘部1例，胸胁部4例，腰背部6例，膝部3例，踝部4例。按灵龟八法推算程序开穴后，在常规消毒下给予针刺，一般采用强刺激，体弱者可适当减少刺激量，针感以能耐受为宜，每5分钟行针1次，留针15~30分钟。每日1次，3次为1疗程。疗效标准。痊愈：患处疼痛，肿胀完全消失，运动机能恢复正常。显效：患处疼痛基本消失，但仍有肿胀及活动时微痛。有效：患处疼痛减轻，或针时痛止，针后痛仍复发。无效：针刺1次后，患处疼痛无减轻。27例中，痊愈20例，显效5例，有效2例。针刺最少1次，最多者6次，平均2.4次。病例介绍：李某，男，49岁，于1982年6月24日晚就诊，患者胸骨剑突上部被人打伤7个月，伤处持续隐痛，活动时加剧，有时牵及后背部。查见局部有明显压痛外，别无异常发现。针刺时间：24

日22时5分,属戊寅日癸亥时。开公孙穴针之(双侧),留针30分钟。针后疼痛明显减轻,27日21时(辛巳日己亥时)针开穴为外关。28时20时(壬午日庚戌时)针开穴申脉,自觉痛及压痛均完全消失。两月后随访,痛未再发。赵某,男,52岁,于1983年5月17日午前就诊。患者左胁肋部因摔倒跌伤1周,腋前线第5~7肋骨处疼痛,尤以深呼吸及运动时为甚。患处有轻度压痛。针刺时间:17日9时40分,属乙巳日辛巳时开外关穴(左)针之,留针20分钟。针入5分钟后疼痛减轻,针毕痛减八、九。18日10时(丙午日癸巳时)针开穴照海,疼痛完全消失。半月后随访,痛未再发。

灵龟八法治疗软组织损伤　狄建新．甘肃中医学院学报1989,(2):25.

　　作者运用本法于按摩临床,取得较好疗效。方法:遵循本法按日、按时、按卦开穴的原则,推算出一个适应病症的主穴,采用点、揉、压、推、拿等手法,在中指或拇指进行按摩约1分钟,5分钟再重复操作一次,每治1次,反复操作3~5次,操作间隙进行配穴按摩。每日或隔日1次,急性损伤5次,慢性损伤10次为1疗程。共治疗19例(急性损伤17例,慢性损伤2例),治愈16例,明显好转1例,好转2例。其中<5次治愈9例,>5次7例。

实验研究

有关昼夜阴阳消长节律的实验研究 郭霞珍，等．中国医药学报 1990，5（3）：12～14．

本文在观察正常小鼠部分天然免疫功能的昼夜变化，以及昼夜不同时辰给小鼠注射氢化可的松后免疫功能变化的基础上，对"类阳虚"小鼠不同时辰服用助阳煎剂后免疫机能、耐寒能力的变化进行了实验研究。

实验方法：①药物：醋酸氢化可的松注射，每 ml 内含主药 25mg。助阳煎剂，称取等量的仙灵脾、肉苁蓉、肉桂、附子四味中药，加水浸泡 6h 后煮沸，每 ml 含生药 0.375g。②动物处理：对不同时辰注射氢可后小鼠免疫机能变化的观察，采用 NIH 纯系小鼠 48 只，雌性。动物随机分成氢可组和对照组，再按卯、午、酉、子 4 个时辰分组，并按 4 个时辰分别注射生理盐水 0.1ml/只和氢可 0.5mg/只，连续注射 7 天后，处死。观察"类阳虚"小鼠不同时辰服用助阳煎剂后免疫机能、及耐寒能力变化的实验，采用 NIH 纯系雌性小鼠，体重 20～30g/只，随机分组。类阳虚组和治疗组在每日上午 8:00～9:30 之间注氢可 (6d) 0.5mg/只（稀释成 0.1ml），再按子午卯酉 4 个时辰分组，并分别在 4 个时辰给相应时辰组胃饲温开水 0.4ml/d/只和助阳煎剂 0.4ml/d/只（胃饲水和中药于肌注氢可前 2 天开始）。正常对照组每日 8:00～9:30 之间肌注生理盐水 0.1ml/只（6 天），同时喂服温开水 0.4ml/d/只，三组小鼠均于实验第 9 天处死。③免疫功能检测：脾细胞介导羊红细胞溶血（QHS）的分光光密度计测定及血凝抗体滴度（HT）测定方法。耐寒力以小鼠在冷环境中僵死所需时间为标志。

实验结果表明：小鼠血清溶菌酶含量和白细胞总数，在 4 个时辰组间亦存在差异，在昼夜 24 小时中变化的总趋势相似，表现为上午逐渐升高，下午逐步降低，具有明显的昼夜曲线变化。血液中的白细胞和血清溶菌酶，均属非特异性免疫系统。目前免疫学研究证实非特异性免疫系统，是机体重要的防卫系统，具有吞噬、杀伤病菌异物的功能。说明这一系统亦有昼夜变化规律，同时说明无论是人还是小鼠的生理机能都受到时间因素的制约。

不同时辰对小鼠注射等量氢可，可看到以午时注射氢可对小鼠 HT 免疫反应抑制量强，肾上腺重量的下降程度也大于卯时和酉时接受氢可注射的小鼠，QHS 反应的差别虽不够明显，但是这两种免疫反应在正常对照组的昼夜高低差别，明显与小鼠肾上腺皮质分泌节律相吻合。

不同时辰给"类阳虚"小鼠服用助阳煎剂，存在药效的时辰差别。对 QHS 反应的检测和 HT 反应的实测数据都说明，助阳煎剂对恢复实验小鼠免疫功能有一定作用，其中在酉时灌服助阳煎剂的效果更为突出，而午时灌服的作用差一些。这说明在动物休息期服助阳药效果差一些，在活动期服药效果相应增强，其机制可能与肾上腺皮质功能的昼夜节律有相关性。

从临床和科研实践看祖国医学的辨证观　林海．上海中医药杂志　1979，(3)：2～5．

最近，我们运用近代科学方法研究"子午流注"（纳支法）的理论，进一步说明了祖国医学关于人与自然统一的病因学观点的科学性。"子午流注"是以天干地支来测算人体十二经络脏腑气血流行转注的盛衰与穴位开阖，从而指导针灸配穴施治的一种理论。这一理论在针灸临床上有一定的指导意义。临床上，我仍看到支气管哮喘、老慢支等（属肺经疾病）往往在寅时（早晨三至五时）发作或较严重，根据"子午流注"理论，寅时正好是气血至肺经之时。又如"五更泻"，也往往在卯时（早晨五至七时）发作，而此时又正好是气血运行至大肠经之时。根据"子午流注"的理论，在患病的那一条经络气血流注时进行针灸治疗，一般可取得较好的疗效。最近我所气功研究室应用光子数量测定仪对经络气血二十四小时运行状态进行研究，初步看到，当气血运行至肺经寅时，左右手肺经光子发射的数量测定值是对称的，而在其他时辰则不对称。其他经络的光子数量测定与此类似，并出现周期性的反应。这一实验初步证明，经络气血运行与自然界阴阳消长（昼夜周期）的规律有一定的联系。由此可以设想，子午流注这一理论，可能部分反映了太空电磁波信息与人体经络信息相对应而发生周而复始的、有规律性的共振现象，是值得我们进一步研究的。

36名健康人辰酉时进餐前后胃电图观察 府强，等．中西医结合杂志 1987，7（11）：665～666．

观察方法：观察对象为无胃肠疾患的健康学生，男女各18人，年龄均在20～30岁之间。用EGG—IA型胃电图仪的Ⅰ、Ⅱ导联分别固定于胃窦、胃体的体表投影处，记录参数、电极固定。受试者静卧5～10分钟后，以Ⅰ、Ⅱ导联顺序各记录5分钟空腹胃电图。仍取检查时仰卧位，在不饮水或其他饮料的情况下进食中等质量蛋糕50g，待全部吞咽动作完成后3分钟，再如餐前顺序记录两导联各5分钟。同一受试者实验限在当天辰时（7～9点）与酉时（17～19点）或当天酉时与次日辰时内完成（两者各半）。试验者空腹时间均在5小时以上，第一次试验完后，四个电极固定部位均以圆珠笔标记，第二次试验时先用酒精棉球擦净，然后在该处固定电极，使两次试验的电极部位一致。

观察表明，餐前胃电参数辰时低于酉时，振幅有显著差异（$P<0.001$）；辰时餐后胃电振幅变化小于酉时，差异显著（$P<0.05$），频率变化大于酉时，但无统计学意义（$P>0.05$）。实验结果提示利用胃电诊断疾病，须考虑时间节律的影响，也为子午流注这一古典的时间医学理论提供了客观佐证。

胃电反映了胃的机能状态，正常人空腹胃电的基本节律是频率3次/min，振幅150μV左右慢波。实验结果表明，这种基本节律反映的胃的机能在一天不同时辰内存在着极为显著的差异。有关研究在欧美人身上一日10次测定胃酸度,结果有明显的昼夜节律,峰值在午后7时,认为与唾液一样和晚上饱餐一顿的饮食习惯有关。我们现在一般晚餐的质量优于早餐,胃电活动在晚餐时间酉时强于早餐时间辰时,或许与此有关。以上可见,看待胃电参数还必须有时间动态观念,并提示临床以此作为胃部疾患诊断和疗效观察指标时,应该注意不同检测时间对胃电参数的影响。

生命现象以近似24小时的周期变动着,已为越来越多的事实所证明。针灸子午流注学说早就认为,脏腑经络的功能活动随着一日十二时辰中气血循环流注而呈现出周期性盛衰的变化规律,在这一点上,现代时间生物医学与古老的"子午流注"找到了共同之处,用时间动态的观点来看待胃电等生理指标,这与子午流注之理是相符的。

针灸学的时辰生物学研究 森和,等.国外医学.中医中药分册 1983(5):60.

作为中医和西医结合点的重要理论是关于生物节律的概念。特别是通过时辰疗法,体现了针灸的独特性和新的可能性,本文就此加以分析和讨论。

研究方法:用15只犬作为研究对象,每3小时测定一次血液中的激素分泌量(促肾上腺皮质激素、可的松和催乳素等),分析24小时的昼夜节律。提取血液中的可的松作为肾上腺皮质功能的指标。在周期回归分析所得的高分泌相和低分泌相的时间给予电针刺激,探讨各时辰区的针刺感应性和血液中激素分泌图型的关系。

结果:①可的松的高峰出现在上午和深夜,即呈双峰性的分泌图形。促肾上腺皮质激素在12点钟显示波动的高分泌相,此后倾向平稳,催乳素在午夜12点钟以后显示分泌亢进,其分泌图形和睡眠相一致。②于肾上腺功能活跃和低下的时辰区分别给予针刺,发现在肾上腺功能低下时辰区(低分泌相)针刺,能更强地激活肾上腺功能,并增加激素分泌量。

根据以上结果，能够用实验模型来证实自古以来就受到重视的"勿失时机"、"太过不及"、"脏腑时辰为补泻的依据"等临床理论的合理性。同时也表明了把机体反馈系统的激活作为针刺治疗根本原理的独特性和作为时辰疗法的针刺有用性。

针灸医学的时间生物学研究法——关于尿中 17-ks 排泄量与气象因素 矢野忠，等．国外医学．中医中药分册 1985，7（5）：54．

为了证实体现在针灸医学中的时间生物学这一概念，以健康成人为对象，以尿 17-ks（17-酮类固醇）排泄量和气象因素的关系为指标，探讨有关机体与环境共同构成的生物气象学构造模型的生物节律问题。

方法：检查对象为一健康成年男性，连续三年每天收集其全天尿液，测定尿 17-ks 的排泄量。气象因素采用气象厅制成的气象表。分析方法是把尿 17-ks 和气象因素的多变量，用多变量解析法和周期回归分析法以及重回归分析法加以解析，分析了与尿中 17-ks 排泄有关的气象因素及其周期。

结果：①根据上述分析方法，找出尿 17-ks 排泄量有关的气温和湿度两个因素，求出了它们之间的相互作用的不适指数。②找出了尿 17-ks 的排泄周期，包括年周期、季节周期、月周期和周周期。

从上述实验结果得知，决定机体与环境之间共同形成的复杂结构的密切相关的因素是气温和湿度。从而也就从某种程度上证明了东洋医学中的所谓六气是作为外因来起作用的。此外，如果把尿 17-ks 看做是"肾气"，气温和湿度两个因素就应该同肾气的周期性变化具有密切关系，就是说机体正是根据外因（六气）和内因相互作用的时间变化图像，而发生相应的有节律性的变动的。

经穴皮肤微循环的时间结构与子午流注——附 126 例健康青年手三阳经脉经穴择时观察 岳沛平，等．江苏中医 1991，(11)：21～23．

作者选择手三阳经脉的经穴阳溪、阳谷、支沟，按照子午流注纳子法择时，对一天内上述各穴在各所属经脉的气血流注旺盛时辰（开穴时）及气血流注衰落时辰（阖穴时）内的局部皮肤微循环状态，分别进行了观察。

方法：对126例健康青年学生进行观察，年龄在19~23岁，其中男性68例，女性58例。每例对象分别观察左、右两手的阳溪、阳谷、支沟穴所在部位的皮肤微循环。观察计数各经穴部位皮肤一个观察视野（0.5mm×0.5mm）内的微血管管袢数目。采用江南光学仪器厂生产的 XSB-06 型显微镜，放大倍数10×10，目镜中已固化0.5mm×0.5mm 测微器；配用南京玻璃纤维厂生产的 LC-75-Z 型冷光源，投照角度45°。观察对象在观察日内实施24小时生理监控，与外界隔离，除必要的生理活动外，均处于平静休息状态。观察前洗净观察范围内皮肤，晾干水分，标定观察部位，进入环境温度为20~22℃的观察室内，静息1小时以上。观察时取坐位，置观察部位与心脏等高，先以半导体温度计测皮肤温度为28℃~30℃，然后进行阳溪、阳谷、支沟开阖时辰的观察。

观察结果提示：人体在生理状态下，体表某些特定部位的皮肤微循环状态存在着某种时间结构。这种时间结构至少包含两方面的内容：一是局部皮肤微循环变化的分布范围与人体经脉的循行部位具有某种程度的相似。二是局部皮肤微循环的变化具有时间节律，这种时间节律与子午流注学说所阐述的十二经脉气血流注的顺序及经脉气血盛衰涨落在十二时辰内的变化节律具有明显的相似性。

值得指出的是：手阳明大肠经与手少阳三焦经的气血流注旺盛时辰，分别为卯、亥两个时辰，在此时辰内，机体内的基础代谢、体温、血压、肾上腺素等因素对体表皮肤微循环的调整多处于低水平状态，使毛细血管床中开放的微血管数目减少。上述二经脉的气血流注衰落时辰，分别为申时（15~17时）与未时（13~15时），在这两个时辰内，上述因素对体表皮肤微循环的调整大多处于高水平状态，使开放的微血管数目增多。但观察结果表明，各经脉的经穴部位皮肤微循环状态与所属经脉的气血流注盛衰涨落相关：当经脉各自处于气血流注旺盛时（开穴时辰内），其经穴部位皮肤微血管管袢数目的均数都明显增加；而在经脉各自处于气血流注衰落时（阖穴时辰内），其经穴部位皮肤微血管管袢数目都明显减少，两者相比，具有非常显著的差异（$P<0.01$）。显然，上述经穴部位的局部皮肤微循环状态，还受到某种目前对其实质还不清楚的时间调控机制的调节；也正是这种时间调控机制控制着人体气血按照某种时间节律在十二经脉中循行流注，盛衰涨落。

肾脏的稀释浓缩功能与子午流注学说的关系　宋一亭，等．**内蒙古中医药**　1983，（4）：43~46.

本文通过对正常人十二时辰尿渗透压和尿量曲线的观察来研究肾脏的尿稀释与尿浓缩功能的时辰节律特征及其和子午流注学说的关系。其观察方法是：选择健康成人10名，男性6人，女性4人。采取早、午、晚三餐制，饮食品种和用量及进餐、饮水时间完全统一。受试者自实验前一天晚9时至次日晨8时禁水禁食。实验当天早6时排空小便，从早8时（辰时）开始，每2小时留全尿一次，连续48小时，两昼夜共取标本220份（凌晨2时少取一次），这样每时辰得尿样20份，分别测定尿渗和尿量，取平均值绘制十二时辰尿渗和尿量曲线，并由尿渗曲线峰谷值差计算平均尿渗变化幅度，然后计算十二时辰平均尿渗、昼夜平均总尿量、昼夜尿量比和按体表面积计算昼夜溶质总排量等。后者的算式为：尿溶质总排量 = Σ（尿渗×尿量/米^2），单位为 mosmol/m^2（毫渗克分子浓度/米^2）。尿渗测定：先将尿样静置30分钟后精确取其上清液1ml，用上海第一医学院生产的FM-3型冰点渗透压计测定尿渗。剩余尿液用测尿量和尿比重。

观察结果说明，正常人十二时辰尿量曲线可见三个波峰，分别出现在肾"生旺"之酉时，脾"生旺"之巳时和肺与大肠"生旺"之寅卯时。鉴于尿渗与尿量呈负相关，故上述时辰尿液稀释，尿渗处于低值。此现象提示肾、脾、肺三脏在水液代谢调节方面起重要作用，表明三脏确有影响水精输布和增加排尿的功能，其作用尤以肾"生旺"之酉时更为突出。

人体水精的输布统摄和尿液的贮藏排泄是肾与命门阴阳二气的协同作用的结果。正常人十二时辰尿量曲线峰值和尿渗曲线谷值正出现在肾"生旺"之酉时，而尿渗曲线峰值和尿量曲线谷值恰出现在三焦"生旺"之亥时，适反映肾与命门水火二脏功能之所异。从而提示肾脏尿稀释与浓缩似分别受控于肾中阴气与命门真火。

健康人肾脏的尿稀释与浓缩功能都有很大调节范围，故昼夜十二时辰尿渗保持较宽的波动幅度，这是人体内环境得以相对稳定的重要条件，也是肾与命门阴阳平衡、水火互济的象征之一。

子午流注针法对53例肢体血流变化的观察　孙国杰，等．中国针灸1983，(6)：36~38.

对53例健康者进行针刺前后肢体血流图变化，来发现观察按时开穴的临床意义。在53例中，其中男性25例，女性28例，以20~40岁者为多。测定方法，采用国产JX74-A型晶体管血流图机及XDH-2型心电图机，用铅板作为实验极板，均取被检者右侧下肢为极板安放部位。一极放三阴交处，一极放隐白处，两极间隔20公分。每位被检者均先后被刺3次（每1次为1组），第一组为子午流注按时开穴，第二组为同穴不同时，第三组为随机取穴，后两组作为前1组的自身对照组。每组均描记针前、进针、进针后2分钟，进针后5分钟、取针、取针后5分钟等6种图像。每种图像都描记10次以上完整波形。

实验结果表明，以子午流注按时开穴针刺法，能显著地使舒张时间延长，心率减慢，从而具有加强心肌收缩力，增加心每搏输出量，并可使心脏得到充分休息的作用。按子午流注开穴进行针刺，对于人体血流变化的影响确有其特异性，初步说明了子午流注学说是有一定物质基础的。

骨髓细胞 DNA 合成率与肾时辰节律关系的实验研究 花美君，等．辽宁中医杂志 1985，(11)：44~45．

实验方法：选昆明种小白鼠 54 只，雌雄均等。按卯（早 6 时）10 只，午（12 时）、酉（18 时）、子（24 时）、卯（次日早 6 时）各 11 只，共分为 5 组。各取按时辰分别行脊椎离断处死（处死前 2 小时，腹腔注入 1uci/kg，3H-TdR〔zzci/mM〕）后，立即取骨髓涂片、固定，待自显影。自显影制备：在恒温、恒湿涂布箱内操作。用 1∶1 核乳胶制作自显影胶膜，自然干燥后，4℃冰箱曝光 30 天。曝光后的自显影骨髓涂片，常规洗像，HE 染色，显微镜下观察细胞形态，每片计数 500 个幼稚细胞，计算其中标记细胞的百分率即标记率（L_1）。每片分别由 4 个人计数，每人计数 500 个幼稚细胞，用双盲法，求得平均数即 $L_1\%$。

实验结果：小白鼠 L_1 在 24 小时期间（6 时至次日 6 时）所取的各时辰点是呈曲线状。在这条曲线上的各时辰点的 L_1 经统计学处理，有显著差异（$P<0.001$）。小白鼠 L_1 最高值（波峰）是在子时，平均为 21.2%，最低值卯时，平均为 10.5%，当日卯时与次日卯时分别为 10.5% 和 11.4%，无显著差异（$P>0.05$）。认为此曲线呈闭路式。午时 L_1 13.4% 比卯时 10.5% 酉时（11.1%）略高，经统计学处理无显著差异（$P>0.05\%$）。

我们利用放射自显影对小白鼠 L_1 的昼夜节律进行观察，结果发现平均 L_1 随时间也呈昼夜节律变化，最高峰在子时平均 L_1 为 21.2%，最低在卯时平均 L_1 为 10.5%，也就是说 L_1 在 24 小时期间呈高低节律性变化。进一步证实了在分子水平存在着昼夜节律性变化。肾旺于亥子，根据肾主骨，生髓，肾藏精，精生髓，髓居骨中以滋养骨骼，肾精充足则骨髓的生化有源的理论，认为骨髓细胞的代谢，合成情况可从侧面反映肾的一部分功能，L_1 的昼夜节律变化，也可以间接地说明肾节律时辰变化。并符合"肾者……位居亥子……受五脏六腑之精而藏之,故曰精之处也。"的说法。在子时 L_1 最高,说明肾的生命活动最旺盛。从分子水平证实了肾旺于亥子,为进一步研究肾的节律性及肾本质提供实验室依据。

从子午流注法测知人体 12 经穴电位值的初步观察 司徒铃．广东中医　1959,（10）：399~401.

本文对子午流注的观察,是根据子午流注各个时辰流注于各经的程序,用经络测定仪按时探测各经所有腧穴导电量的数值。具体做法是:在二十四小时从甲乙两个健康人身上,按子午流注各个时辰,对各经所有经穴进行探测:例如:在寅时测得肺经本经所有经穴的数值,我们称它为正时辰所测得的数值,同时测出相表里之经所有经穴的数值,我们称它为副时辰所测得的数值,（即在同一时辰内,探测甲乙两人的肺经与大肠经,全经所有经穴的数值,其余各经依照比例进行探测）。

测定结果表明,甲乙两例各经所有穴位,在正副时辰所测得的总数值及平均数值,都是正时辰较高于副时辰的,甲乙两例在胆、胃两经所有穴位,在正时辰所测知的数值与副时辰所测知的数值,一般都是正时辰较高于副时辰的结果看来,我们可以见到子午流注的十二经纳支法的按时取穴针灸法,根据内经"迎而夺之"的原则,在该经流注所至,经气旺盛之时辰,取本经的子穴,行泻法可获显效。根据内经"随而济之"的原则,在该经流注已过的一个时辰即经气较衰之时辰,取本经的母穴,行补法,可有显效,是有一定理由的。另外,从三焦经的平均数值比其他经较高的结果看来,初步说明了三焦为阳气之父,在子午流注的十二经纳天干法中,气纳三焦的关键性,是有一定理由的。

从测知人体十二经五俞穴的测定值观察经络与外界环境的关系　广州中医学院针灸教研组．广东中医　1960,（3）：112.

人在自然界中,是适应周围环境的一个统一的有机体,外界环境季节气候的温热寒凉和朝夕光热的强弱，对人体十二经脉是有不同程度影响的。我们根据古人的经验，进行了初步的临床观察，因而定出计划来探测人体十二经五俞穴在一日四时中的不同活动。具体做法是，根据内经一日分为四时加入长夏以一日分为五时的原则，在 24 小时内进行 51 人的探测，每人均测五次，每次都是同时探测左右两侧十二经五俞穴。我们进行探测时间系以朝早的 5~7 时为春，中午的 11~13 时为夏，午后的 13~15 时为长夏，日夕的 17~19 时为秋、夜半的 23~1 时为冬。总数值系以 51 人在一日测五次中左右两侧十二经的总和。平均数值就是将该俞穴总数值除 51 外又除 2（左右两侧）又除 12（十二经）所得数字。

测定结果表明，在测定五俞穴中，见到朝早所测得的平均数值比日中的平均数值较低，这说明朝则人气始生，日中则人气长，长则气旺的现象，而日入时所测得的平均数值比朝、午较高，这说明日入则人气由盛极而转始衰的现象，夜半所测得的平均数值五分之四都比日入的平均数值较低，这说明夜半则人气入藏，血气内藏的现象。从同一经穴在五个不同时间内，其测定值可见到有不同的表现：可见古代医家对人体经络经穴与外界环境有密切关系，很早就有卓越的见解。今天我们仍使用经络测定仪进行探测时，应注意在每天同一时间测定才能得出正确的结果。

从子午流注时辰测知 12 经原穴的电位值观察人体生理气血盛衰活动状况的初步观察　黄建章．哈尔滨中医　1961，(4)：28~29．

测定方法：以 46 名本科生（健康者）为测定对象，按照子午流注时辰的原则，每 2 小时为一时辰，在 12 时辰中每人测定四次，每人皆测左右两侧。探测时间从辰时到申时。其测定总值以 46 人在一天测定四次之中左右两侧十二经原穴的总和，平均数值是把该经原穴总数值除 46 再除 2，即为每经平均值。用"经络测定仪"进行子午流注法的生理测定。

测定结果说明，不同时辰和外界环境气候的寒凉温热与朝夕光热的强弱，对人体12经脉气血流注有不同程度的影响，例如在未时后1：00时测定各经原穴的平均数值都比其他任何一时辰高，印证了子午流注有其物质基础客观存在，这就阐明了前人的论点是有依据，而且是正确的，又说明了日中阳气盛，气血流注亦随之旺盛畅流，也正符合物理常态热则流通，寒则凝涩，是以证明人与自然是息息相关不可分离的，《内经》的天人合一与此是相吻合的。申时测定膀胱经测定值的结果看，除脾经外较其他各经的数值都高。这说明子午流注到该经则该经气血旺盛，而且也由于膀胱经气旺盛所以测定值也高。此外，膀胱经主一身之表，为水液出入之门户枢机，是水液贮存的地方。水液之所以能排出体外，主要依靠体内气的蒸化作用，由于体内水液通过阳气的蒸化，出于肤表则为汗，下于前阴而为小便。一切物质在人体发生运动转变都必须经过气化作用，即真气的功能。因此本经导电量强，所测定值也相应增高。脾经测定数值不论在任何一时辰都比他经均高，这是因脾为后天之本，经常保持着血液的充实与周流，维持人体全身各组织器官的供养。从测定值表分析看又说明脾之经气常有余，其测定值最高也是完全符合客观存在，这是不能置疑的。

　　子午流注以时间条件为主，它把人体十二经气血的周流当作是潮水定期涨退一样地有规律，用刚柔相配，阴阳相合的原则；指出每天气血盛衰的时间，而分别规定六十六穴按时流注开合的法则。子午流注是根据自然界周期性的现象，按十二经的阴阳表里，营卫气血在昼夜的循环中，利用一定时机和被影响所开的穴法去治疗，配合日时开穴，这和巴甫洛夫的"昼夜周期节律性"学说是相符合的，巴氏的基本观点是发自有机体乃是极端复杂的、无数系列部分所构成的一系统，一方面互相联系，另一方面又同自然界相联系，成为统一的整体，同时他又认为形成阴性及阳性条件反射因素之中。时间性是有力的因素。总之，子午流注法以时间为针治中的主要条件，是有科学和物质基础客观存在的，应进一步进行深入研究及整理提高。

根据子午流注理论测定十二经脉五输穴电位值的初步分析——附62例实验报告 李文选．宁夏医学杂志 1984，(2)：15~21．

实验方法：随机选择62名健康受试者，用经改装后的JDL-2型晶体管直流点送治疗机一台，电源电压9伏，电流输出0~20毫安，电极分正负两个，正极为一直径2mm的圆头小铜棒，负极为一直径3cm的薄铜板。测时将正极对准穴位，负极握于受试者掌中，压力要匀，时间两秒，每穴反复测试二次，取平均值，采用中等强度进行。62人共分两组，一为纳子法组，42人，分别连续测出每个受试者在一天十二时辰的流注经脉及与其相表里经脉的五输穴电位值。二为纳甲法组，20人，其中甲乙组各10人，每组男女各5人，按狭义子午流注法的开穴原则，分别测出每个受试者在各有关时辰所开的流注经穴及与其相表里经脉五输穴的电位数值。

本实验根据子午流注理论，对62名健康受试者的五输穴进行了7800穴次电位值的测定，经过统计学处理，初步证明：①十二经脉流注经穴电位值均高于表里经穴电位值，在12个时辰里且呈现明显的同步电位变化。这说明，当流注经开穴的时候，皮肤阻抗较小，加上经脉气血充盛，传导性能良好，所以电位值（即电流输出量）就高。相反，在闭穴时，由于皮肤阻抗变大，加上气血不足，传导性能较差，所以电位值就较低。由此可见，掌握时机按时针刺，是有一定科学依据的。②井、荥、输、经、合各穴电位值依次平均按1.4倍的比率向上递增。合穴比井穴电位总值高达近4倍，这证明了气血的盛衰在五输穴之间确存在着显著的差异（$P<0.01$），它对于指导临床实践有着重要的意义。③在每日24小时电位变化中，除三焦经外，白昼以午时最高，由此逐渐下降；夜间以子时最低，由此逐渐上升。④一日分为四时电位值曲线呈现晨较低、

午最高、晚下降、夜平行的节律性变化。它说明人体十二经脉的气血，除在各自的流注时辰里表现有盛衰的差异外，在白天黑夜之间也存在着节律性变化，因而使病情在 24 小时内呈现轻重缓急的不同。⑤电位值在不同年龄组对比中，以青年为最高，中年次之，老年最低。它初步证实了"人年十岁，五脏始定……二十岁，血气始盛……三十岁，血脉盛满……五十岁，肝气始衰……"的论述，这就提示我们在临床诊断与治疗中必须慎重考虑年龄这个重要因素。关于男女性别曲线对比，发现无明显差异（$P > 0.05$），所以在临床操作中应灵活运用，不必拘泥于男左女右之说，以免束缚手脚，影响疗效。

十二时辰中人体阴阳表里经五输穴皮肤电阻变化的初步观察 陈友梅，等．湖北中医杂志 1990，(4)：30~31.

测定方法，采用自制的腧穴电阻测定仪及上海产台式平衡记录仪。随机选取健康受试者 10 例，其中男性 5 人，女性 5 人，年龄在 20 岁左右居多。受试者在一日 24 小时中，正常生活，少活动，处于安静状态，测定时均取卧位，到每个时辰依次测出 10 人单侧（男左女右）十二条正经所有五输穴的皮肤电阻。用内径为 2mm 的不锈钢管电镀针作电极，在管腔内填上含生理盐水的棉球，用直径为 1cm 的铜棒作无关电极，测定部位事先用酒精棉球去脂。测定全过程固定由 1 人操作，减少因取穴出入，压力不均导致的误差。每穴测定时间由延时继电器控制在 2 秒钟。实验室室温控制在 25℃~27℃。

本实验以经穴电阻的变化为依据观察发现：在一昼夜的每个时辰中，表里相配的阴经与阳经五输穴电阻都有差异，在十二个时辰中，阴经穴电阻低于阳经穴电阻。十二经脉中，阳经与六腑直接相通，阴经与五脏直接相连，阴经穴受与气血关系密切的五脏影响大，阴经穴气血就应该旺于阳经穴。本实验结果阴经穴电阻低于阳经穴，似乎显示了电阻低者气血旺盛，反之则相反。可以认为影响经穴气血状况的因素是居于人体中心的脏腑功能，是脏腑对气血的影响导致了阴阳经电阻之差异。

在一昼夜从子时到亥时的每个时辰中。阴经穴与阳经穴电阻有时同时升高，有时又同时降低，其中在丑时、寅时阴阳经穴电阻都高，在巳时、酉时阴阳经穴电阻又都低。在十二时辰中阴阳经穴电阻呈周期性的变化，反映了脏腑功能活动节律性的变化，更显示了脏腑活动与时辰相关。同样指出了脏腑的功能活动受时辰的影响，进而导致了与脏腑相关的经穴电阻也随不同时辰而变化。

通过对十二时辰中人体阴阳表里经五输穴皮肤电阻变化的初步观察，表明六对表里经中阴经穴电阻低于阳经穴电阻是受其相应脏腑的影响，而阴经穴与阳经穴电阻的同步变化又是脏腑功能活动受时辰影响的结果。可见十二时辰中经穴生物电阻值的变化，体现了昼夜阴阳消长变化使人体生理上也发生了相应的变化。

经穴时辰节律的皮肤温度与电阻改变　汪桐，等．陕西中医 1986，7（4）：184．

本文采用子午流注纳甲法，纳子法，灵龟八法三种取穴法，按同日同时辰取出的穴位，同时进行皮肤温度与电阻的测试，观察各法所取穴位在其气血旺盛的"开"时与气血衰减的"闭"时是否一致，并同时测试不按时所取穴位的皮温电阻作对照，以验证我们对三法存在互相矛盾的理论推测。

实验方法：选 45 人，其中男 15 人，女 30 人，年龄 19～60 岁。根据纳甲、纳子、灵龟三法，于同一时辰分别计算取出少冲、小海、照海三穴，在其开穴的未时（11～13 点），闭穴的申时（13～15 点），以上海精艺仪器厂 95 型半导体点温计及经络测定仪，测定穴位皮温与电阻，同时检测非按时取穴太渊作对照，均只测右侧穴，先测皮温，后测电阻。测试室温 19℃±0.5℃，受试者测前在室内休息约 15 分钟。

实验结果显示：小海、少冲穴"开穴"的未时较"闭穴"的申时稍高，似符合开穴时气血旺盛，皮温应增高的机理，但无统计学意义，提示按时取穴三法及非按时取穴法所取穴的皮温在紧邻的两个时辰变化不明显，这可能与用皮温作为闭穴变化的指标不够灵敏，或样本例数不够有关。少冲、照海穴电阻"开穴"的未时低于"闭穴"的申时，符合开穴时气血流注旺盛，皮肤电流量增加而电阻减少的变化机理。其有统计学意义，说明依照纳甲法、灵龟八法按时取出的少冲、照海二穴能基本客观地反映经穴时辰节律。按纳子法取出的小海穴未、申时电阻变化微小，且无统计学意义，说明该穴未时未必是"开穴"。非按时取穴太渊未、申时电阻变化较大，并有统计学意义，结合该穴皮温变化同于少冲穴，提示太渊穴在未时可能为"开穴"。可见本试验为古人有关经穴存在时辰节律的认识提供了客观依据。

时辰对循经感传的影响 宋崇斌，等．山东中医学院学报 1991，15（1）：65～66．

用 DM-A 定量针麻治疗仪通以低频电脉冲，分别于辰时（上午7～9时）及酉时（下午17～19时）激发敏感或较敏感型受试者48例的胃经解溪、肾经太溪穴，以日本产 CITIZEN 多功能电子计时仪记录感传的激发时间。结果：胃经和肾经均在各自气血旺盛的时辰（分别为辰时和酉时）感传激发时间短、感传速度快，而在气血未盛的时辰（分别为酉时和辰时）则激发时间长，感传速度慢（$P < 0.01$）。提示循经感传可能具有明显的时间节律特征。

按"纳支法则"针刺原穴对正常人心动电流的影响 裴廷辅，等．哈尔滨中医 1960，(1)：66～73．

实验方法：实验对象均为健康人，年龄在18～59岁之间，共24名，每人只做一次，采用的心动电流描记器系德国 siemens 工厂出品的真空管扩大直接描记型热力描记式的，牌号是 cardiomat。描记心电图的原则分针刺前、针刺后、针刺后5分钟行针、起针后5分钟四个具体操作步骤。针刺前及起针后5分钟这两个步骤选用标准导联和加压单极肢体导联的全部与 V_1、V_3、V_5 三个单极胸前导联，而针刺后及针刺后5分钟行针这两个步骤，仅选用了标准第二导联。钟刺时间按"纳支法则"。在描记前，被实验者静卧5分钟。每经原穴均做2人，每次针同名两侧双穴。采用了相对恒定的中等刺激强度，即缓慢捻转进针法，针刺深度恒定，捻转的方向，次数和速度每回也都一致。

实验结果表明：针刺原穴，在心电图上表现出有明显影响的不是心经也不是小肠经与心包经，而是大肠经，其次是肺经。至于肺经与大肠经原穴的明显作用为何，尚待进一步的追究，特别是肺经的原穴在先后两次实验中皆较突出地表现了它们的明显作用。到目前为止，未见这两经原穴治疗心脏疾病的报道。

按"纳支法则"针刺原穴对心率的影响与时间有密切关系，白天主要是减慢而夜间则主要为增速。夜间与白天不同而增速显然是因夜间的机体多处于相对的安静状态，各内脏的活动也是比较迟缓的缘故；随着针刺给机体以刺激，则机体要由相对的安静状态逐渐向对立方向转化。但减缓系数大于增速系数。故其主要作用应属负性的频率作用，使 P–P 间期增大，即两个心动周期的距离增大，从而减少心脏过频的收缩增加其分钟输出量。

针刺原穴对心律的影响也是一过性和无规律性的，且均保持在正常范围，故没有意义。针刺原穴，P–R 期间基本上是呈现一种延长性的影响，即 P–R 间的距离增大，这是负性的传导作用，表示喜氏束的传导延缓。针刺原穴对 QRS 波群的影响，主要是使其宽度缩短；此点，虽直接表现不显，但对其中各波的负性影响却较为明显，这可能意味着心室综合波 QRST 所占的区域缩短，即心脏的收缩时间缩短，工作更加敏捷，心脏可以有较长时间的休息和充满，从而改善心脏的收缩期，这是正性的肌力作用。T 波的高度明显地受到针刺原穴的影响，正常范围内的 T 波增高意味着心肌同化作用时间的延长，是一种正性的营养作用。总体说来，针刺原穴对心脏作用主要是加强心脏收缩力的作用。这种作用完全是建立在心肌的正性营养作用的基础上且无正性的自动节律性作用和正性的应激作用；这就是一般强心药物所不可及之点。

按"纳支法则"与否针刺各经原穴对心动电流的影响虽无质的区分，但均有程度上的显著差异。这充分表明针刺部位不同，即使采用同一物理强度给机体以同种刺激，而引起的效果也有所不同。

子午流注纳甲法对冠心病患者 STI 影响的初步观察　曹荣禄．陕西中医学院学报　1986，9（4）：1~4．

测定方法：50 例确诊为冠心病患者，随机分为逢时开穴组和逢时开穴加内关组。针刺穴位根据子午流注纳甲法推算；各组每一患者均先后针刺两次作为自身对照。先入实验组抑或对照组，采用随机方法。对照组取穴位与实验组完全相同，所不同的只是针刺时间为实验组针刺之前或后 1~4 天"穴闭"之时。所有穴位均取双侧。得气后用提插捻转手法，中等强度刺激 1 分钟，留针 20 分钟，其间行针 1~2 次，每次 1 分钟，以保持针感。患者提前二天停服一切心血管系统药物。检查前静卧休息 20 分钟，然后用日本光电公司产 RM-6000 型多导生理记录仪于针刺前及针刺后同步描记 II 导心电图、心音图和颈动脉搏动图。纸速 100mm/s，连续记录 10 个心动周期，选择其中图形清晰的四个心动周期进行常规测量，取其均值，最后用指数法与心率校正。

STI 是近年来用于估价心功能的较好指标。LVET 反映心输出量的大小；PEP 及 ICT 与心肌收缩力呈负相关且不受心率影响，是评定左心功能较可靠而敏感的指标。

实验结果表明，逢时开穴加内关组及对照组加内关组，均可使 LVET 延长，PEP/LVET 值变小，提示心输出量增加，心功能得到改善。二组之间相互比较差异不明显，说明针刺过程中对 STI 产生影响的主要是内关穴，而不是子午流注针法。单纯逢时开穴组根据时间因素取穴，所取之穴与心脏的联系多不密切，故针刺后 LVET、PEP、PEP/LVET 变化均不明显，提示心功能无改善。相反，ICT 较针前延长，提示心功损害有加重趋势。说明单纯逢时开穴不能改善心功能，因而对冠心病无治疗作用。由于没有治疗作用，针刺的机械刺激反可能作为一种伤害性刺激，加重心功的损害。

实验结果提示开穴与闭穴对冠心病患者心功能的影响差异不显著，也提示单纯针开穴对冠心病似无疗效。研究结果的不一致，是否表明并非人体所有脏腑机能都存在时间节律；或某些脏腑机能变化的节律并非像子午流注所描述的那样；不同疾病的发展变化是否具有各自独特的时间节律，因而需要人们去寻求适合不同病情的多种多样的最佳治疗时机，这些问题均有待于进一步研究探讨。

不同时辰针刺内关穴对健康青年女性收缩时间间期（STI）昼夜节律的影响　李磊，等．针灸学报　1992，8(2)：16～18．

测定方法，采用上海医用电子仪器厂生产的 ST-42 型多导生理记录仪，心音图、心电图、颈动脉搏动图同步记录。纸速为 100mm/秒，连续记录 5 个以上的心动周期，选择波型稳定，清晰的连续 5 个心动周期进行测量，取其均值。受试者均为在校生 17～24 岁女性，均无心血管疾病。按子卯午酉四个时辰随机分为 4 个时辰组，每组 6 人。每个时辰组再随机均衡分为针刺组和对照组。测定时，每组从所属时辰开始，每 2 小时作为一个时间单位，连续测定 24 小时共 13 次。测定后开始针刺双侧内关穴，强度以能忍受为度，再测定 24 小时，然后进行比较。

结果表明，健康青年女性的 STI 各指标均呈现昼夜节律变化。电针内关穴不能改变各节律的周期，但可以改变节律的峰值相位的显著程度。不同时辰针刺效应不同，对不同指标的影响也各不同。这说明针刺效应受到了生理节律的影响，提示从生理节律的角度研究子午流注择时针刺的方法，可能是提高针刺疗效的一条重要途径。

子午流注针法对心输出量和心排血量的影响 汪鲁莎，等．湖北中医杂志　1987，(1)：44~45．

实验方法：被检者52例（除外心血管疾患），其中男性32例，女性20例。用日本产RM-6000型多导生理记录仪，记录被检者针刺前后的心输出量及心排血量，每位被检者用自身对照法检测三次（每次为一组）。第一组为随意取穴组，取五输穴之外的手三里穴；第二组为按时开穴组，根据子午流注纳甲法按不同的时间分别取穴；第三组为同穴不同时组，即在不开穴的时间刺开穴时的穴位。每组分别测量5次（针前、进针、进针5分钟、出针、出针5分钟，针刺间隔在2小时以上）。让被检者平卧10分钟，用75%酒精在置电极处脱脂，将两条电极分别置于锁骨上缘和剑突下缘，嘱其在呼气末做短暂屏气，然后同步记录心阻抗血流图、微分图、心电图、心音图、心尖搏动图、双手指脉搏容积图、皮肤温度。纸速为50mm/秒。连续记录5~10个稳定的心动周期。针刺皆由一个医师操作，中等刺激，不提插，不捻转。

实验结果，将三组针后所测的四个数据减去本组针前的数据，所得之差出现正负两种情况，即上升或下降。将被检者在三种不同情况的数值各分为上升组和下降组，升降数值之比称为升降比。通过医学统计处理，说明开穴组的升降比值明显高于其他组，差异有显著意义。根据进针后出现交感样反应（心率增快），或副交感样反应（心率减慢）的不同，发现副交感样反应者明显多于交感样反应者，而且开穴时的心输出量升降比值，也高于交感样反应组，但心排血量的升降比值两组差别不大。

总之，我们初步发现，按时开穴组在针刺后，心输出量，心排血量较对照组明显升高。针刺后，在部分被检者心输出量，心排血量减少的情况下，开穴组的减少程度小于对照组。开穴时，无论出现交感样反应，还是副交感样反应，其心输出量、心排血量均较对照组增加,其中副交感样反应者心输出量增加尤为明显。但心排血量的增加与交感样反应者差别不大。这些都说明子午流注针法是有一定的物质基础的。

择时针刺高血压病的即时降压效果观察 王玲玲,等. 中国医药学报 1989, 4 (1): 18~20.

为验证"择时针刺"的疗效,选择了21例原发性高血压患者,在了解血压昼夜节律的基础上,分别在不同相位施行相同的针刺治疗,观察其针刺的即时降压效果。观察方法是:将21例原发性高血压患者,根据症状不同,分为2种症型。

①肝阳上亢型,取风池、曲池、太冲,针用泻法。②肝肾阴虚型,取肾俞、三阴交、太溪、针用补法或平补平泻法。若兼痰火内扰者加百会、内关、丰隆,若兼瘀血阻络者加太阳,内关,合谷。针刺均用泻法。昼夜血压的观察:患者入院后停服中西降压药物,分别在5:00、8:00、12:00、16:00、21:00五个时点各测一次血压,连续观察两昼夜。根据两昼夜中同一时点血压的平均值了解患者血压高峰相位。不同相位针刺效果的观察:昼夜血压节律测定后,即按辨证论治的方法给予针刺治疗。每天针刺1次,每次留针30分钟。于针刺前、起针时、起针后30分钟各测量1次血压。6天为1疗程,停针1天,再进行下一疗程的治疗,以最初两个疗程的数据,作自身对照统计处理。其中一个疗程在血压高峰相位针刺(本实验为8:00或16:00),另一个疗程在血压非高峰相位针刺(16:00或8:00)。由于本实验针刺治疗每周轮换在8:00和16:00进行,结果以高峰相位针刺为第1疗程的有10人,以非高峰相位针刺为第1疗程的有11人。

观察结果表明,患者血压高峰在上午8:00时或下午4:00时,与自然界白天阳气盛有关。血压的作用是使人体脏器保持一定血流量,以维持功能活动的需要,因此血压昼夜节律又与人体身心动静规律有关。证属肝阳上亢或痰火内扰的患者,其血压高峰在上午8:00时;所属肝肾阴虚或兼瘀血阻络患者,其血压高峰在下午4：00时。提示由于病理变化不同,因此机体阴阳在自然界的影响下趋于激化的时间也不同。上午8：00时,自然阳气渐盛,以阳盛为主要矛盾的甲组患者,此时阳得阳助,以致风阳痰火更为亢逆；阴虚之人,上午阴精尚充足,在一天的活动之后,下午4：00时人体活动量又较大,此时阴虚明显,阴虚不足以制阳,故虚阳亢扰尤甚。

本实验在不同血压相位,施以基本相同的针刺治疗,但高峰相位针刺降压幅度大,维持时间长,血压下降例次多,表明针刺降压效果与患者的机能状态有关。同时由于机能状态在自然界阴阳周期变化影响下,具有节律性,因此,掌握病理节律,在机体处于积极自我调整状态的时间及时针刺,则能更有效地激发人体潜在的调整功能,明显提高疗效,迅速减轻激烈的病理变化对机体的损害。

子午流注纳甲法对68例中风偏瘫患者甲皱微循环的影响
张仁,等．上海针灸杂志　1992,11（1）：10~11．

实验方法：选择68例中风偏瘫病人,随机分为开穴组及闭穴组各34例。实验在18℃~28℃室温下进行。所有病人均针刺合谷穴。试按子午流注纳甲法推算出合谷穴开穴的日期及时辰。开穴组在开穴日申时（下午3~5时）观察；闭穴组则在非开穴日申时观察。先令患者静坐半小时左右,以酒精擦净患侧无名指,取坐位将患肢前臂放于机垫上与心脏水平同高,在显微镜下观察甲皱情况,作记录,并摄片一张。然后以28号1.5寸长之不锈钢毫针刺入合谷内,于得气后行小幅度提插加快速捻转2分钟,提插幅度在1~2mm,捻转频率约120/分。留针20分钟,于留针5分钟及10分钟时,分别用上述相同手法运针1次。取针后即刻再次观察甲皱变化,作记录及摄片1张,以做对照。开穴组与非开穴组除观察时间不同外,无论人员、仪器、针刺手法、观察内容及顺序,均保持一致。

实验结果表明,管袢清晰度和管袢形状血流状态,开穴组和闭穴组针刺前后均无显著差异,但血流状态较针前有所改善。针刺前后开穴组与闭穴组均显示出非常明显差异，表明针刺合谷穴后，可显著增快微血管内血流速度。输出支径、袢长和袢顶宽度，开穴组和闭穴组在针刺前后，亦均显示出十分显著的差异，但是，开穴组和闭穴组之间无明显差异。这表明针刺合谷穴确实具有一定的活血化瘀作用。

总结六年余的全部工作，发现了这样一种事实，在子午流注纳甲法的临床研究过程中，当应用主观指标或单一客观指标时，开穴组和闭穴组显示出了明显的差异，随着指标的客观化、多样化、同步化，这种差异便开始消失。据此，似乎可得出以下看法，带有很大推断性的子午流注纳甲法，通过我们多方面、多指标、多病种的反复观察，表明它并无明显的临床价值。最近的一些研究资料也证实了我们的观点。同时，子午流注纳甲法推算十分繁复，对治疗时间的规定近于苛求。因此，推广这一针法，无论可能性和必要性都不大。当然，应该强调的是，这里指的是纳甲法而不是整个子午流注针法。相反，子午流注纳子法，由于其与现代生物钟学说相吻合，取穴也较灵活，并得到一些实验研究的证实，我们认为还是值得进一步验证和应用的。

子午流注纳甲法对得气的影响　张仁，等．上海针灸杂志 1985，(4)：27~28.

张桐卿副主任医师经多年临床实践，认为按子午流注纳甲法针所开之时穴，其得气感应常较平时强烈。特别是一些不易出现理想针感的穴位，亦可产生满意效果。为了科学地验证这一学术经验，1984年7至9月间，在不采取暗示的条件下，由张老一人用相同的手法，对大陵和然谷两穴，进行了141例共219次的得气情况对照观察。观察方法：随机选择141例门诊病人，病种不限，分别分为大陵组和然谷组。手法为捻转加小幅度提插，捻转频率120次/分钟。每一穴位又按流注状况各分为开穴组和闭穴组。所有病例均在上午9~11时（巳时）针刺。开穴组，选择大陵或然谷在开穴之日巳时针刺，闭穴组则在其余日巳时针刺。大陵穴用1寸针,然谷穴用1.5寸针。由张老一人操作,具体过程是,快速进针,先行小幅度提插十余次,继以中等幅度捻转半分钟左右,出针。在不加暗示的条件下,依据患者主诉,如实记录针感。针感分四类:①感传:指针感循经或不循经传导;②局部:指针感(酸、麻、重、胀)仅在局部;③痛感:针感仅表现为疼痛感;④不显:针感轻微或无针感。分别进行比较。

结果:大陵穴组共观察74例123次,其中开穴组54例次,闭穴组69例次。两组在四类得气感上比较,存在着极显著的统计学差异($P<0.005$),开穴组优于闭穴组。然谷组共观察67例96次,其中开穴组54例次,闭穴组42例次。两组比较,开穴组得气情况亦十分明显胜过闭穴组($P<0.005$)。

观察结果显示,在该穴流注时辰针刺之,得气不明显及疼痛例次减少,感传及局部针感显著增高,与非流注时辰相比有显著差异。此证实了张老关于开穴得气的观点,说明在考虑时间因素的基础上再运用手法,可提高气至率。

子午流注纳甲法的临床应用——对56例患者胆囊收缩功能的观察 张仁,等. 上海针灸杂志 1986,5(4):6~7.

实验方法:56例胆石病患者,选择胆囊收缩功能较好且在B超下胆囊透影清晰者进行观察。分开穴和闭穴两组。采用日产Aloka SSD 256-B型超声实时成像仪,探头频率3.5兆赫。取右阳陵泉。开穴组依据子午流注纳甲法推算出胆经阳陵泉开穴之具体日期,并于该日辰时(上午7~9)时,针刺观察。闭穴组则在非开穴日之辰时或开穴日的其他时辰进行针刺观察。针刺前,先行B超探查,待声像清晰,部位确定后,即固定探头位置,以电子尺测出胆囊声像之长径和宽径,并显示双声像,一像作动态观察,一像作对照,摄片一张。然后以1.5寸毫针刺入右侧阳陵泉穴,待得气后,持续运针2分钟,手法为捻转加小幅度提插,捻转频率120次/分钟,提插幅度在2~3mm左右,中等强度刺激。留针20分钟,分别于留针5

分钟和 10 分钟时,各运针 1 次,运针的手法与时间与上述相同,并于留针 5 分钟和出针后即刻测量胆囊声像之长径和宽径,均摄片记录。闭穴组,除取穴时间不同外,余均同开穴组。

实验结果表明,针刺右侧阳陵泉穴,无论是开穴组还是闭穴组,针刺后 5 分钟与针前比较,胆囊声像面积未见明显的缩小;闭穴组针后 20 分钟与针前相比,胆囊声像面积亦无显著差异。但是,开穴组在留针 20 分钟后,胆囊则呈现一定程度的收缩,与针前比较,有明显的统计学意义($P<0.005$)。进而将开穴组与闭穴组在留针 20 分钟时加以比较,发现开穴组胆囊收缩程度极明显胜过闭穴组,表明时间因素对针刺的效果存在一定影响。出现上述效应,可从两方面理解:即要获得较好的针效,一须在一定时间内针刺,二应针刺达到一定的时间。由此可见,时间因素是获取针效的不容忽视的一个重要参数。此外,作为一个指标,B 超具有直观、连续、动态、可检测、可记录等特点,对胆囊的观察尤为适宜,但是它也可因探头位置的变动、病人呼吸变化和体位的移动而影响结果的可靠性。为了尽可能保持观察结果的客观性,除了于观察 20 分钟内始终固定探头位置外,并要求病人在此期内保持同一节律、深度和平稳呼吸和同一姿势的体位,且仅测查胆囊声像之长径和宽径。

胆囊昼夜节律及小柴胡汤利胆作用的时间治疗学探讨 聂凤禔,等. 中国医药学报 1988,3(4):6~8.

本文应用 B 超首先探讨了正常人胆囊的时间形态学改变,进而观测胸胁苦满患者午、酉、子、卯及巳时口服小柴胡汤后胆囊的形态改变,计算胆囊收缩率及扩张率,以探讨小柴胡汤的利胆作用与昼夜节律的相关性。

观察方法:选择无肝胆疾患的健康成人 20 例,胸胁苦满者 20 例(B 型超声:胆道声像图显示肝外胆管壁回声增强,内径轻度扩张,与相应门静比值增大)。采用 ALOKA – SSD –

720B型超声波诊断仪，换能器频率3MHz，通过电子计算机系统计算面积，Polaroid照相记录。受试者普食，空腹6小时，仰卧位，于右肋间斜纵切面。20例健康成人，按午、酉、子、卯的顺序，超声测量胆囊最大面积；其中5例加测丑末寅初胆囊面积，20名35例次胸胁苦满患者，随机分为6个时辰组，分别于午、酉、子、卯及亥、巳，包括同一患者在相对应的时辰：子午，酉卯、亥巳时超声测量胆囊面积作为对照。之后，口服小柴胡汤：柴胡12g，黄芩9g，半夏6g，党参9g，炙甘草9g，生姜9g，大枣4枚。水煎250ml，服后，连续观测胆囊的形态改变，测量最小面积和最大面积，计算胆囊收缩率和扩张率。计算方法：给药后面积/给药前面积×100%。

观察结果表明，20例健康成人，普食、空腹6小时后，胆囊面积的超声测值卯时＞午时＞酉时＞子时，丑末寅初胆囊面积比子时明显增大，扩张率为146－247%，平均为196%，与卯时相近。胆囊的形态改变显示肝胆生理功能具有昼夜节律。子午流注理论认为，子时为胆主时辰，胆腑以通为用，声像图显示胆囊面积最小。丑时为肝主时辰，气血流注肝经，生理功能旺盛，肝胆汁大量分泌，经由肝管进入胆囊，胆囊明显增大。胸胁苦满时，胆道声像图显示肝外胆管上段轻度扩张，与相应门静脉比值增大。口服小柴胡汤后胆囊呈现收缩－扩张－再收缩的形态改变，显示了利胆作用。超声观测不同时辰口服小柴胡汤后胆囊的收缩率、扩张率，结果子午时、酉卯时、亥巳时均具有明显差异（$P < 0.01$）。提示小柴胡汤的利胆作用，在胆所主之时（子时）及相近时辰（亥时）优于相对应的时辰（午、巳时）、酉时肾主时辰，酉时服药，胆囊扩张率平均为175%，在观测的六个时辰组中指数最高，是否体现了水木滋生的相助关系。20例胸胁苦满者，午、酉、子、卯、亥、巳时口服小柴胡汤，胆囊的收缩率、扩张率表明：虽然方剂均呈现利胆作用，但是酉、亥、子时优于卯、巳、午时。因而，酉、亥、子为较佳服药时间。

子午流注针法对早妊盆腔血流图变化的观察 张惠珍. 针灸学报 1989, 5 (3): 6~9.

对 50 例早妊妇女按子午流注纳甲法开穴, 针刺前后描记盆腔阻抗血流图变化, 并与一般取穴方法 50 例作对照。测定方法: 采用 HL-3B 多用恒流式阻抗容积血流图仪, 输出信号接至 xPH-I 型心电图机作描记, 电极采用同心圆电极, 外电极宽为 0.5cm, 内圆直径 2cm 电极, 两电极间距离为 1cm。先描记针前血流图, 然后针灸, 纳甲组开穴在上肢者配关元、三阴交; 开穴在下肢者配合谷、关元。对照组取穴合谷、关元、三阴交。手法平补平泻, 由专人操作, 留针 15 分钟, 取针后即刻再描记一次, 每次描记完整波形 5 个以上。

通过对早妊各 50 例的盆腔阻抗血流图变化观察表明: 子午流注纳甲组针刺后盆腔阻抗血流图平均波幅升高, 血液流量增大, 周期时间延长, 提高子午流注针法对人体血流变化有一定的影响并呈规律性改变, 从血流动态分析, 子午流注学说是有一定物质基础的。纳甲组与对照组比较, 纳甲组针后比对照组血流图下降时间 (均值) 明显延长, 波幅 (均值) 显著升高, 血液流量明显增大, 说明了经络气血迎时而至为盛, 过时而去为衰, 逢时为开、过时为阖的节律变化。子午流注针法较一般针灸取穴为优, 反映出应用生物钟规律的子午流注针法有一定的科学性, 可列为针灸疗效提高的有效方法。

辰时针刺足三里对血白细胞计数的影响 李磊, 等. 上海针灸杂志 1992, 11 (2): 39~40.

实验方法: 实验分两组进行。随机选择健康在校大学生各 12 例, 男女各半, 年龄 18~28 岁之间。保持正常的生活起居。于辰时 (8 时) 针刺双侧足三里穴, 得气后, 采用电针刺激 (电针仪 G-6805), 连续波, 频率置至 7 档 (4Hz), 时间 2 分钟, 程度以受试者能够忍受为度。第一组分别在针刺前即刻和针刺后 0.5、1、2、3、4、6、12 小时手指末端采血, 第二组分别在针刺前即刻和针刺后 2、6、8、10、12、14、16、

20、22、24 小时手指末端采血。按临床检验常规进行白细胞总数及分类计数。白细胞总数系由两人各计数一次，取其均数。分类计数则全部由一人完成。

实验结果表明，辰时电针足三里后，正常人外周血白细胞总数和嗜中性白细胞百分数出现了两个上升高峰，一个针后 2~3 小时，另一个在针后 16 小时；淋巴细胞百分数则显示了相反的对应性变化。然而，分类计数中的嗜酸性白细胞数，嗜碱性白细胞数及单核细胞数，因数据分散，不易统计，而未做比较。

关于针刺影响白细胞的作用机理，国内已做了不少工作，一般认为是神经体液的综合调整作用。因为相应穴位或神经干的封闭，可使针刺升高白细胞的效应消失，切除动物双侧肾上腺后，针刺早期虽有升高白细胞的效应，但在针后 3 小时却反呈回降，并且注射肾上腺皮质激素后，亦不如针刺正常组的变化明显。此外如果切除动物的脑垂体，可完全取消针刺升高白细胞的效应。说明针刺对白细胞的影响，不仅通过神经反射的途径而起作用，并且与垂体-肾上腺系统有关。根据神经调节和体液调节的不同特点，可以推测实验中白细胞总数在针刺后 2 小时出现的上升高峰主要是因神经反射而引起的应激反应，而针刺后 16 小时出现的上升高峰则可能是通过神经体液的综合调整而形成，其中体液调节因素应该起着重要作用。嗜中性白细胞和淋巴细胞的百分数在针刺后的不同变化似也说明了这一点。

辰酉时灸足三里穴对胃电图的影响　府强，等. 中西医结合杂志　1989，9（10）：601~602.

实验方法：受试者 32 例，男 28 例，女 4 例；其中经 X 线胃肠钡餐透视，纤维胃镜确诊的胃病患者 12 例，余为无胃肠疾病的住院病人。施灸部位为一侧足三里穴，点燃后置穴位皮肤上方约 3cm 处施以温和灸法，温热度以受试者不感到灼痛为限，持续灸 10 分钟。胃电图记录：电极固定和仪器参数

（同87年本人文章）。本实验记录胃体部胃电图。受试者实验前4~6小时停止进食及服药，1小时前停止饮水。安静仰卧10分钟后，先记录灸前胃电图10分钟，然后再记录同时施灸10分钟，停灸后再记录5分钟。同一受试者实验限在当天辰时与酉时或当天酉时与次日辰时内分别观察两次，两次试验的电极部位要一致。最后分析艾灸前后胃电图参数，作自身对比。

实验结果为辰、酉时灸后胃电图均出现兴奋（振幅增高或频率加快）、抑制（振幅降低或频率减慢），或不变三种情况，但三种情况出现的例数，两时辰间经卡方检验，振幅与频率均无显著差异（$P>0.5$）。辰时灸后，胃电图振幅增高的19例与抑制的12例灸前无显著差异（$P<0.05$），频率加快的12例与减慢12例灸前后无显著差异（$P>0.2$）；酉时灸后，振幅兴奋19例、抑制12例与频率加快9例、抑制12例，灸前后，均无显著差异（$P>0.05$）。辰、酉时灸后胃电图变化的程度比较：以辰、酉时灸前后胃电图振幅、频率差的绝对值进行比较，辰时灸前后胃电图振幅差值大于酉时（$P<0.05$）；频率无显著差异（$P>0.1$）。

本实验结果表明，在足阳明胃经气血流注的辰时灸本经合穴足三里，胃电图的变化程度很明显大于非胃经气血流注的酉时灸同一穴位；辰时灸后胃电图振幅出现的双向效应，与灸前相比有显著差异，而酉时无显著性差异。提示在气血流注本经时艾灸本经穴位，其效应与非气血流注本经时施灸不同；或者说在不同时辰艾灸同一穴位，其效应存在一定差异。另外在胃经气血流注的辰时艾灸本经的合穴足三里，其对胃机能的影响明显；而在非胃经气血流注的酉时艾灸，其对胃机能的影响不明显。

以上的实验结果，为按时辰施灸的方法提供了初步的客观依据。与以往的实验结果相参，胃电图在其基础水平较高的酉时餐后变化较大，基础水平低的辰时变化较小，而艾灸后的变化正好与此相反，说明艾灸对胃电图的影响不同于一般的生理过程，这虽不能证明两时辰艾灸效应不同与经络气血流注的盛衰规律有必然的联系，但至少可以认为不同时辰的艾灸效差异所蕴含的时间治疗学思想，有必要深入探讨。

子午流注纳甲法对消化性溃疡患者胃酸分泌、血浆胃泌素及前列腺素 E_1 水平的影响 程霞，等．中西医结合杂志 1991，11（2）：91～93．

测定方法：观察组中的 30 例患者男 28 例，女 2 例。年龄 18～54 岁，平均 26 岁。均经纤维胃镜检查确诊，十二指肠溃疡 29 例，胃溃疡 1 例。另设健康对照组 10 例，均为男性，年龄 18～22 岁，取穴依据徐氏子午流注纳甲法按时开穴。若逢闭穴，则根据单玉堂氏"一四二五三零法"变闭穴为开穴。进针捻转提插得气后，接 WQ－10C 型多用电子穴位测定治疗仪，时间 20 分钟，频率 20Hz，强度以穴下有酸、麻、胀、重或传导而无不适感为度。胃液的收集，留取针前及针后 1 小时胃液，每 15 分钟 1 瓶。采血分别于针前、和针后 15、30 及 45 分钟，正常人于针前和针后 30 分钟，抽取静脉血 5ml。

结果表明，针后胃液排酸量下降，以针后即刻至 15 分钟最为明显，与针前 15 分钟比较降低 21.52%，至 60 分钟仍低于针前水平。针刺前后 1 小时排酸量比较，统计学有显著差异（$P<0.05$）。消化性溃疡患者血浆胃泌素水平高于正常人，且针后呈上升趋势，至针后 45 分钟仍维持在较高水平。消化性溃疡患者血浆前列腺素比正常人明显降低，针后 15 分钟内开始上升，30 分钟时仍维持在较高水平，至 45 分钟下降回复到针前水平。纳甲法电针脾胃经穴与非脾胃经穴抑酸作用的比较，结果表明前者对消化性溃疡患者胃酸分泌的抑制作用优于后者。纳甲法电针开穴与补穴抑酸作用比较：纳甲法取穴抑酸效应，使用开穴或变闭为开的补穴无显著差异。

结合上述结果进行分析，针刺后胃酸分泌下降，有明显的抑酸作用，抑酸作用的途径，不是通过降低血浆的胃泌素水平,而是使血浆中的前列腺素 E 升高而实现的。因实验结果表明,针刺后可使胃泌素升高,胃泌素是刺激胃酸分泌的强有力因素,由胃窦部 G 细胞分泌,通过血液循环抵达靶细胞,刺激胃酸分泌。故只有降低血浆中胃泌素的水平,才能出现抑制作用。血浆中的前列腺素 E 参与了胃酸抑制过程,故而针刺后血浆前列腺素升高,而抑制了胃酸的分泌,纳甲法取穴针刺效应与腧穴作用的相对特异性,主要是通过本实验纳甲法开穴对胃酸的抑制作用,脾胃经穴优于非脾胃经穴来证实的。说明运用纳甲法取穴治疗疾病,亦应以辨证指导选穴、择时。重视腧穴作用的相对特异性,即必"病与穴相宜"方能真正提高疗效。

养子法治疗支气管哮喘的临床疗效和环核苷酸、皮质醇变化的初步观察 赖新生,等. 中国针灸 1988,8(6):38~40.

测定方法:73 例支气管哮喘患者,男性 36 例,女性 37 例。分为养子组、穴位贴药组、辨证取穴组、正常对照组 10 例,为体检正常及健康献血者。养子组:按患者随诊时辰推算出本日的日时干支及开穴,按 24 分钟开一穴的顺序应时开穴,不配它穴。虚补实泻或平补平泻。贴药组:取穴为肺俞、膏肓穴、定喘(均双);贴药主要成分为白芥子、川椒、元胡、细辛、甘遂、桂枝、麝香等;于初、中、末三伏天按时贴药。辨证组:主穴同贴药组;实证痰多配丰隆、中脘;咳嗽配尺泽、孔最;肺虚配太渊,肾虚配太溪;补泻法同养子组。养子组与辨证组 10 次为一疗程,间休 3~5 天,继续一疗程。贴药组每次贴 3 天,三次为全疗程。疗效标准:显效:症状体征完全消失,随访三个月未复发者;有效:症状体征减轻,随访三个月偶有发作,但轻缓短暂者;无效:体征症状无变化。

实验结果表明,养子组疗效高于贴药组及辨证组。总有效率为 96.67%,初步提示养子法治疗哮喘可能具有"值时开穴"的相对特异性,有一定的临床实用价值。治疗前,三组 cAMP 含量、cAMP/cGMP 比值均低于正常,差异有非常显著意义（$P<0.01$）。治疗后，三组环核苷酸水平均有不同程度的改变，与治前相比：辨证组 cAMP 含量、cAMP/cGMP 比值有所上升，但差异不显著（$P>0.05$）；贴药组 cAMP 含量、cAMP/cGMP 比值上升，差异显著（$P<0.05$）；养子组 cAMP 与 cGMP 含量、cAMP/cGMP 比值均恢复正常，差异有显著或非常显著意义（$P<0.01$、$P<0.05$、$P<0.01$）。治疗前三组血浆皮质醇含量均低于正常人，差异有显著或非常显著意义（养子组 $P<0.05$，辨证组 $P<0.01$，贴药组 $P<0.01$）；治疗后皮质醇得到调整，前后自身对照，差异有显著或非常显著意义（养子组 $P<0.01$，辨证组 $P<0.05$，贴药组 $P<0.01$）。三组患者治前环核苷酸变化符合哮喘病理，治后随症状及体征的缓解，环核苷酸也相应改变，尤以养子组的调整作用明显，因此，养子法治疗哮喘可能通过提高 cAMP 含量，降低 cGMP 浓度，从而增高 cAMP/cGMP 比值，使支气管平滑肌张力降低，支气管舒张这一重要途径。血浆皮质醇的调整与此相应，提示养子法也具有调节肾上腺功能以改善哮喘病理状态的效应。从中医理论探讨养子法治喘机理，主要与下述有关：①流注针法切合哮喘病机，哮喘无论寒热虚实，病机不外气血为病，阴阳失衡，经络阻滞。尚有寅时发作或加甚、季节性多发等特点，与气血流注病理相关。养子法具有疏通经络、调整阴阳、改变时间病理节律和气血流注病理的作用。②哮喘病在肺、脾、肾为主，以发时治肺，平时治肾为要则，养子法取穴常取诸如太渊、太溪等穴，实为"脏病取原"之用；并可使五输穴"经主喘咳寒热"、"合主逆气而泄"这些穴位相对特异性能与值时开穴相对特异性相结合按时开穴，适时补泻，易使气至病所，达到调阴阳之变异、复清浊升降之常的目的。

养子时刻注穴法治疗中风病的临床研究 张笑菲，等·针灸学报 1988，(2)：5~7.

测定方法：20 例均系脑血栓形成患者，均符合 1987 年第二届全国神经精神科学术会制定的诊断标准，男 19 例，女 1

例。依照《子午流注针经》中对养子时刻注穴的论述，每日在上午（7~9点）乙辰时，依次开取相应的五输穴，如：甲日依次开取厉兑、二间、束骨、阳辅、小海穴。乙日开取商阳、通谷、足临泣、阳谷、足三里穴……。临床取双侧穴位，每穴留针20分钟。配穴：语言謇涩者配涌泉、廉泉，口角流涎者配地仓。10天为一疗程，每个病人治疗6个疗程后观察结果。观测项目为全血粘度及血浆黏度测定、血细胞压积测定、纤维蛋白原含量测定、血脂测定、脑血流检查。以上各项指标，均记录针刺治疗前及针刺治疗三个疗程后的数值。血压与心率，分别记录针刺前15分钟、针刺过程中及起针15分钟后的数值。疗效评定标准：依照1983年全国中医内科学会中风病疗效评定标准。

测定结果表明，患者血液流变诸因素与正常人相比较，除纤维蛋白原含量改变不明显外，其余各项均较正常人显著增加（$P<0.05$）。这就提示脑血栓形成患者，存在着高黏滞情况。相关性检验表明纤维蛋白原含量与血浆黏度呈正相关（$r=0.76$，$P<0.05$），由此提示：患者血浆黏度的升高与纤维蛋白原含量的改变有密切关系。心率变化结果表明留针时间长（留针10分或20分钟），针前与针后的差值大（$P<0.05$），心率是呈变慢的趋势，而起针后心率又逐渐加快，与针前、针中相比，无统计学意义。作者认为这种现象出现可能由于在留针时间较长情况下，加强了心脏的搏血功能，使每搏输血量增加，心率减慢的缘故。这种针法对脑血流图的一些指标，如上午时间、波幅均有显著改变，并具有统计学意义（$P<0.05$）。在20例患者中，有17例波形显著好转，重搏波改善者12例，波幅异常变为正常者3例。运用养子时刻注穴法，每日辰时依次开取气血流注的五输穴，不仅可以最大限度发挥患者自身的抗御能力，同时又避免了因穴位疲劳所带来的不良影响，有利于针效的发挥、患者的康复。养子时刻注穴法顺应人身气血盛衰的自然规律，并结合中风发病的时间特点，每日按时开取气

血流注的五输穴，根据病情虚补实泻；确有调节局部经脉气血之作用；五输穴位于肢体远端，穴取健患双侧，则有通达十二经脉、畅通全身血气之功。脑血流图结果显示，此针法还具有改善微循环及脑血管弹性、增加脑部血供、治疗病变局部的作用。

从穴温改变看灵龟八法选穴　高希言，等．山西中医1989，5（5）：38.

测定方法：选26名健康学生。采用上海医用仪表厂生产ST-1型数字体温计。用自身对照法，每次测量均在每天的戌时（7~9点）进行，先让受测者休息15分钟，从7时开始每半小时测一次。1988年10月8日（丙申日），10月9日（丁酉日）测公孙穴，10月13日（辛丑日），10月14日（壬寅日）测内关穴。测量记录均有专人负责。

测定结果表明，公孙气血流注与非流注时穴温，统计学处理无显著性差异，提示公孙穴温在气血流注与未注时变化不大。内关两次气血未注时穴温，统计学处理有极显著性差异，提示不同时间内关穴温的变化有一定差别。戌时每半小时的穴温测定结果为公孙穴温无明显差异，而内关穴温则有显著差异，这提示不同穴位在不同时间的温度是不尽相同。

循时点穴并健脑按摩提高运动能力和智力的试验观察　李子让，等．中国运动医学杂志　1990，9（1）：52~54.

子午流注针灸法是祖国传统医学的组成部分，对于治疗疾病和健身都有其独特的效果。在此理论基础上，笔者设想了运用循时点穴并健脑按摩来提高运动员的运动能力和高考学生能力的试验。

试验方法：循时点穴和健脑按摩，用讲解和示范先令69名受试学生学会取穴点穴法和健脑按摩法，在高考考试前1小时自己操作。23名大学生运动员比赛前1小时均由笔者操作。①循时点穴法：23名大学生运动员循时点穴取穴如下：88.5.21~5.24按日取穴（纳甲），21日取腕骨、阳谷，22日取神门、少府，23日取冲阳、足三里，24日取太白。按时辰取穴（纳子），7~9点取冲阳、足三里，9~11点取太白，13~15点取腕骨、阳谷，15~17点取京骨、通谷。69名高中文科毕业生循时点穴取穴如下：88.7.7~88.7.9按日取穴（纳甲），7日取太溪、阴谷，8日取丘墟、足临泣，9日取大敦、太冲；按时辰取穴（纳子），7~9点取冲阳、足三里，13~15点取腕骨、阳谷。点穴手法为用拇指尖或中指尖点按穴位，平补平泻，每穴得气2~3分钟。②健脑按摩法，依次为推印堂（自下而上）、摩眉弓（由内向外）、压太阳、梳理三经（头部督脉、膀胱经、胆经，方向自前向后）、顶风池、鸣天鼓、提揉耳郭。每种手法均行九数，即九次或九的倍数次。手法的轻重快慢视受试者精神状态而定。对兴奋程度高者手法宜轻而慢，对兴奋程度低者手法要快而重些，一般为适中。

试验结果表明，23名大学生运动员36个运动项目中有35个运动项目试验后的运动成绩超过以往训练或比赛时的最好成绩，其中13个项目的成绩提高5%以上。试验前69名高中文科毕业生的毕业成绩与对照组42名文科毕业生的毕业成绩很接近，无显著性差异（$P>0.05$）。试验后，试验组69名学生的高考成绩个人总分比试前毕业成绩平均提高了6.10分，而对照班学生的高考成绩都比毕业成绩下降了16.84分。有显著的统计学意义（$P<0.01$）。

人体各种生理机能活动都有周期性，而这些周期的高潮同时重合的机会是较少的，因此，运用子午流注的原理。进行循时点穴和健脑按摩，使机体的各种生理机能得到相应的提高，处于最佳状态，从而促进了人体的运动能力和智力能力的提高。

致敏家兔皮试反应强度和血浆皮质酮含量的子午时辰差异 骆永珍，等．云南中医学院学报 1989，12（2）：5~8．

实验方法：日本大耳白兔28只，雌雄各半，体重2.0~2.5kg，年龄3~4个月，在本实验条件下驯化二周后进行实验。自由取食和饮水，自然采光。先用1∶1浓度鸡蛋清于家兔大腿内侧皮内注射，每只0.5ml，隔日一次，共致敏3次。于致敏后18天，将致敏家兔随机分成午时组和子时组，各14只，雌雄各半。在每个时辰皮试和攻击前，先从家兔耳缘静脉取血3~5ml，供作致敏攻击前血中皮质酮含量的双盲测定。于攻击前，剪净腹部兔毛，常规消毒后，用1/5浓度的蛋清液腹部右侧皮内注射0.1ml，于15分钟后双盲测定红晕硬结的最大直径和最小直径，取其平均值为皮试反应的强度，单位：毫米（mm）。电针：将致敏家兔随机分成午时和子时电针组与非电针组，每组各7只。电针组用电针刺内关穴，电针仪为G6805电针仪，电压2~4伏，频率2~20赫兹（疏密波），历时30分钟，停针后立即用2∶1浓度蛋清液于电针组和非电针组的致敏家兔耳缘静脉作攻击注射，每只2ml，然后观察过敏反应。并在攻击后3~15分钟内从心脏取血3~5ml，供作攻击后血中皮质酮含量的双盲测定。血浆皮质酮含量测定：取皮试前和攻击前后的血浆各1ml，分别加重蒸馏水3ml，加氯仿35ml，振荡15秒钟，离心5分钟，去掉水相，加4ml NaOH振荡15秒钟，离心，除去水液相，取25ml氯仿加入3ml荧光试剂，显色，振荡15秒钟，再离心，除去全部氯仿，以荧光试剂比色，用日本岛津KF-510荧光分光光度计，激发光和发射光分别为470/530mm，自动测定记录荧光强度。

实验结果，无论电针组和非电针组的致敏家兔攻击后，均迅速发生明显的过敏反应症状，严重者在3~12分钟内休克死亡，其死亡动物数，电针组子午时辰共5只，非电针组共六只，二者之间无明显差异，但过敏反应现象子时组比午时组严重。

本实验结果提示，明显的节律变化代表着机体正常或相对正常的生理功能状态，表明体内的自身适应调节能力正常，而节律变化不明显可能反应一种疾病状态或潜存着某种病理因素，这是否反映了一种普遍的生理、病理规律，值得今后从多角度进行探讨。

实验结果证明，致敏家兔对致敏原攻击的敏感性有明显昼夜阴阳的子午时辰差异，其皮试反应强度和过敏反应现象的严重程度子时＞午时。但从攻击前后血浆皮质酮含量变化幅度看，午时＞子时，尤其电针刺激组更显著，表明机体在阳气旺的午时电针内关穴透外关能增强这种应激反应能力，说明致敏家兔机体对电针刺激敏感性有子午时辰的差异。

实验结果值得我们注意：为了模拟人体变态反应和免疫反应而使用啮齿类动物做实验，若只限于白天时相单次研究，而不考虑昼夜节律变化，将难以获得代表性的发现。为了比较临床医疗效果和评价抗过敏反应药物的作用强度和维持时间，必须考虑人和实验动物皮肤敏感性的昼夜变化。

正常家兔 PHA－P 皮试前后外周血淋巴细胞转化率的时辰变化　骆永珍，等．免疫学快报　1984，4（3）：17~19．

正常家兔外周血淋巴细胞自然转化率的时辰变化：动物为中国本兔（白色短毛、红腿，体重 2.5~3.0kg/只），在实验室自然光照（14 小时）与黑暗（10 小时）条件下驯化二周后，于卯、巳、午、酉、亥、子及次日卯时等各时辰，从家兔耳静脉取血作成血膜片，干燥后瑞氏染色，镜检，计数 200 个淋巴细胞，算出其淋转率，结果：谷值为子时（9.65%），与峰值卯时及午时（均为 16.09）比较差异显著（$P<0.05$）。雌雄之间无显著差异（$P>0.05$）。

正常家兔 PHA－P 皮试后外周血淋转率的时辰变化：在前述同一批实验家兔和条件下，于腹白线右侧剪净兔毛，常规消毒后，在巳时皮内注射 PHA－P500mg/0.1ml，然后在午、酉、亥、子及次日卯、巳、午各时辰如前法取血观察体内外周血淋转率的变化，结果为卯时淋转率值最低（16.72%），与其他各时辰比较差异显著（$P<0.05$）；酉时值最大（39.81%），但与午时比无显著性差异（$P>0.05$），而与其他时辰比则显著（$P<0.05$）。

本实验结果证明,正常家兔体内人外周血淋巴细胞转化率在 PHA-P 皮试前后均有明显的昼夜时辰变化。同时表明,家兔 PHA-P 皮试后,外周血淋转率的昼夜时辰变化(峰值酉时,谷值卯时)与祖国医学子午流注里"肾"的气血盛衰按时辰周转环的节律(酉时最旺盛,卯时极衰),恰好一致。由于 PHA-P 仅刺激 T 淋巴细胞(主要是 T_H 细胞)发生母细胞转化增殖反应(T_S 细胞反应弱),因而结果提示,机体的血液 T 细胞免疫水平与中医"肾"的功能有很密切的关系。

不同时辰针刺对家兔白细胞总数的影响 周桂桐,等. 陕西中医 1985,6(1):34~35.

实验方法:选择体重 2~3 公斤的健康家兔,雌雄不拘。首先选 11 只家兔,分别于每日卯时(6:00)、午时(12:00)、酉时(18:00)、子时(0:00)从兔耳缘静脉各取血一次,用目视法计算白细胞总数。观察同体家兔白细胞总数在以上四个时辰的波动情况。然后再选 13 只家兔,在其第一次从耳缘静脉取血之后 3 分、30 分、60 分、90 分、120 分、180 分、240 分、360 分、480 分各取血一次,用目视法计算白细胞总数,观察每次取血对家兔白细胞总数的影响。最后将 60 只家兔随机分为四组,分别在春分前后每日卯时、午时、酉时、子时电针家兔双侧"足三里"穴,电针时间 2 分,电压 2 伏,频率 10 赫兹,于针前、针后即刻、针后 30 分、60 分、90 分、120 分、180 分、240 分、360 分、480 分从兔耳缘静脉用目视法计算白细胞总数。

实验结果表明,家兔白细胞总数呈节律性变化,午时偏高,酉时偏低,两者相比,有非常显著差异($P<0.01$)。各家兔的白细胞总数在针后不同时间里呈现了不同趋势,经方差分析结果,针前针后有非常显著差异($P<0.01$)。不同时辰针刺的四组家兔白细胞总数上升程度不同,酉时上升最高,维持时间最长;午时上升最低,维持时间最短,经方差分析结果,酉时与午时有非常显著差异($P>0.01$)。说明当白细胞总数偏高时，针刺效应弱，效应维持时间亦短；而当白细胞总数偏低时，针刺效应强而持久，证明了针刺具有调整作用。

不同时辰针刺对大鼠血中铜蓝蛋白含量的影响　金文，等．四川中医　1983，(6)：40．

铜蓝蛋白是血中一种含铜的 a_2 糖蛋白，其含量在许多疾病中都可发生改变。本文的目的是要了解针刺对血中铜兰蛋白的影响。

实验方法：用 Wister 纯种、成年、雄性大白鼠，体重在 250~350g 之间。随机分为针刺组和对照组。针刺组又分为四组，分别于卯时、午时、酉时、子时进行针刺，对照组亦相应分为四组。实验前所有动物都在每天光照与黑暗各 12 小时（光照时间为 7：00~19：00 点），室温为 22℃±0.5℃ 的实验室的条件下饲养二周，在此期间自由进食和饮水。按上述不同时辰，将针刺组与对照组的大白鼠分别放置在特制的鼠筒内，针刺组以电针针刺双涌泉穴，电压 2~4 伏，频率为 2~20 赫兹（疏密波），针刺 25 分钟，针刺后立即断头取血。对照组动物以同样方式放置于特制的鼠筒内，不予针刺，而后断头取血。血酮蓝蛋白的测定按对苯二胺法进行。

实验结果表明，不同时辰大鼠血铜蓝蛋白的含量是不同的，卯时低，酉时高，提示大鼠血中的铜蓝蛋白的含量是否有昼夜周期性的节律。卯时针刺大鼠涌泉穴能引起血铜蓝蛋白明显升高，与对照组比较有显著性差异，而其他时辰针刺涌泉穴铜蓝蛋白含量的改变与对照组比较无显著性差异。按"子午流注"的纳支法，肾经的实证应于酉时针刺涌泉穴，治疗才有良好的疗效。而本实验结果只有卯时针刺涌泉穴者与对照组才有显著性差异，可能因大鼠为夜间活动的动物，其气血运行的规律与人相反之故，对照组不同时辰血中铜蓝蛋白的含量不同，原来含量较低者，针刺后都升高，愈低升高就愈明显；而原来含量较高者，针刺后反而下降。这也说明了针刺的调整作用。

不同时辰针刺对大白鼠虹膜去甲肾上腺素末梢荧光强度的影响 傅肇明,等. 四川解剖学杂志 1985,5(3):23~25.

实验方法:用雄性成年大白鼠(体重200~300g)60只,按随机原则分为卯(7:00)、午(13:00)、酉(19:00)、子(1:00)四个时辰组。每组对照、针刺各7只。取材前两周将动物分笼饲养于恒温(22℃±0.5℃)、光暗各12小时环境中(光照从7点至19点),自由进食、饮水。电针组刺双侧"涌泉"穴,电压2~4伏,频率2~20赫兹(疏密波),共针刺25分钟。对照组只加固定,不予针刺。断头后立即摘出眼球,作虹膜铺片。按 DELA Torre(1980)的 SPG 法处理。在opton 荧光显微镜下观察、记录、照相。光源为 optonH-BO200W 高压汞灯,电源先经稳压装置。吸热滤片用 KG_7,激发滤片用 DG_{51}、BG_3、阻抑滤片用 LP_{470}。照相用国产21°胶卷。荧光强度的评定由2~3人共同完成。按末梢粗细、膨体多少、荧光亮度等将荧光强度分为强弱两级:"弱"(及很弱)指末梢细、膨体少(或模糊不清,不能计数者)、末梢膨体荧光较暗淡;"强"(及很强)指末梢较粗、膨体较多、末梢膨体清晰、明亮。

实验结果表明,在光暗各12小时,恒温环境中驯化两周以上的大白鼠,其虹膜去甲末梢的荧光强度有近似昼夜变化,表现为子时组(1:00)最弱。在不同时辰针刺大白鼠双侧"涌泉"穴,对虹膜去甲末梢荧光强度的影响不同。在卯(7:00)午(13:00)、酉(19:00)时针刺使虹膜去甲末梢荧光强度减弱,子时(1:00)针刺使荧光强度增强,这说明,针刺的效果取决于机体的机能状态,体现了针刺对机体的双相调整作用。在形态学的研究中,时间因素对实验结果的影响是不能忽视的。

我国针灸中子午流注针法强调择时针刺的重要意义是值得重视的。似乎可以认为,光照期颈上节神经元受到视交叉上核紧张性抑制时针刺可以解除此抑制,使其节后纤维释放的 NE

增多，末梢中 NE 含量下降，因而荧光减弱。黑暗期则相反，视交叉上核对颈上节神经元的抑制解除时针刺则加强此抑制，使释放减少而荧光增强。另一方面，不同时辰针刺对大白鼠痛阈的影响不同。在卯、午时针刺使痛阈提高，子时针刺使痛阈降低。综合虹膜去甲末梢荧光强度的变化，可见它们之间有一定关系。即卯、午时针刺后荧光强度增强，痛阈提高；子时针刺后，荧光强度增强，痛阈降低。故把虹膜去甲末梢荧光强度的变化作为针刺镇痛的指标之一似乎是有可能的。

不同时辰针刺大鼠"涌泉"穴对痛阈和脑内单胺类介质的影响——子午流注针法原理研究　宋开源，等．云南中医杂志　1986，(4)：1~3．

实验方法：按时间生物学实验规定，严格控制人工光照（7：00~19：00）、暗置（19：00~7：00）、恒温（22℃±0.5℃）及自由饮水进食条件，将 48 只纯系大鼠（体重 250~350g，雄性）驯化两周。随机分为四组、每组 12 只，并按针刺组和对照组各一只配成 6 对。实验当日，在卯时、午时、酉时、子时各取一组大鼠，分别关入特制的筒内固定。安静 30 分钟后，用光辐射法测定基础痛阈，再用耳针刺入双后肢掌心相当于"涌泉"穴处，连接 G6805 电针机，通以脉冲电流（频率：2~20 次/秒，电压：2~4 伏）。15 分钟后测痛三次，（间隔 3 分钟一次），电针至 25 分钟为止，立即将动物断头，两分钟内取出全脑投入液氮冰冻备用。对照组不针刺，其余处理相同。取出脑组织解冻，按 Glowinsk 法切取间脑，用 Cionlon 法处理及显色，用日本 RF-510 荧光分光光度计测定 5-羟色胺及去甲肾上腺素的含量。

实验结果表明，针前痛阈有明显的昼夜变化，午、酉时较高，子、卯时降低。针刺后痛阈仍出现昼夜节律，但各时辰针效不同，卯时增高率最大，子时下降最甚，对照组和针刺组 5-羟色胺含量都有明显的昼夜节律，光照期升高，黑暗期降低，差别显著。针刺后各时辰组均有升高趋势，尤以卯时组升高显著,与针前比较有显著差异。去甲肾上腺素也有类似波动,针刺组有下降趋势,尤以子时组显著。

从实验结果可以看出,在不同时辰针刺大鼠同一穴位,其针效不尽相同。在卯时,对照组的痛阈和5-羟色胺含量都较低,但在针刺组,两组上升率都显著高于其他各时辰组。按纳支法规定,酉时针"涌泉"穴,应获得更佳的针效,然而本实验结果表明,在卯时针"涌泉"穴变化最大,与酉时的相位差正好是180°。这是因为大鼠为夜行性动物,昼夜活动同期和人的完全相反。因此在大鼠,卯时应主肾经,在此时刻正值"涌泉"开时,所以取得更明显的针效。测定结果还说明。正常大鼠的基础痛阈和单胺类介质都呈现昼夜节律,这反映了机体固有的生理、变化节律特点。针刺的调整作用是以机体的机能状况为基础的,因此针刺的效应也应随着机体的生物节律变化而变化。

针刺"涌泉穴"对大鼠若干器官时间形态学的影响 匡调元,等. 中西医结合杂志 1986,6(3):174~177.

实验方法:用雄性成年大白鼠(Wistar种系,体重200~300g)78只。取材前2周饲养于恒温(22℃±0.5℃)、12:12(明:暗)光暗环境中,自由进食、饮水。将动物随机分为三组,即对照组(常态实验组24只)、针刺组(24只)及皮下注射ACTH组(30只)。每大组再分为卯、午、酉、子四个时辰组。针刺分别于卯、午、酉、子四个时辰进行,用电针刺双"涌泉穴",电压2~4伏,频率2~20赫兹(疏密波)、历时25分钟,然后立即处死。ACTH组于实验当日7:00皮下注射$ACTH_{1-17}$20ug/kg一次,处死的时间与针刺组相同。断头后立即取出肝、肾、肾上腺、睾丸等组织,放入相应的固定液。上述组织除作常规的HE染色外,肾上腺皮质如作Lillie硫酸银染色以观察维生素C的含量变化;肾组织作青山氏镀银法染色以观察高尔基复合体;肝组织用Schiff氏PAS染色作肝糖原评定,并用唾液消化法处理切片以示对照。此外,还观察了肝双核细胞及睾丸生精上皮的近似昼夜节律。

实验结果表明，大鼠的肾上腺皮质维生素 C 含量、肾远曲小管上皮细胞内高尔基复合体、肝糖原、肝双核细胞及睾丸的生精过程等均有近似昼夜节律。针刺后，肝糖原、肾上腺皮质维生素 C 含量及肝双核细胞的近似昼夜节律均消失，而肾远曲小管上皮细胞的高尔基复合体及生精过程仍有近似昼夜节律存在。ACTH 组与针刺组比较，除肾上腺皮质维生素 C 含量的节律均消失外，其余指标的结果相异，说明针刺与 $ACTH_{1-17}$ 的作用机理是不相同的。

生精过程是在复杂的激素调节下进行的，此过程必须在较高水平的睾酮作用下才能完成。腺垂体分泌的黄体生成素（LH）能调节睾丸间质细胞的分泌活动，从而间接地调节生精过程。本实验观察到结果是精子成熟过程具有近似昼夜节律，成熟精子的峰值在子时，故其昼夜节律与其相应的激素有关。

肾远曲小管上皮细胞内高尔基复合体较近曲小管的丰富。高尔基复合体数目的多少与其机能状态有关，如肝细胞功能旺盛时可多达 50 个以上。这提示肾远曲小管上皮细胞的代谢过程是具有昼夜节律的。并说明，肾远曲小管上皮细胞中高尔基复合体、泌尿过程及抗利尿素之间的相互关系是肾生理学中值得进一步探讨的问题。

不同时辰针刺大白鼠"涌泉"穴对视上核神经分泌细胞核体积的影响　付肇明，等．中国针灸　1987，7（2）：33～36．

本文在不同时辰针刺大白鼠"涌泉"穴观察视上核的形态变化，对该核团在针刺镇痛中的作用进行初步探讨。

实验方法：用雄性成年大白鼠 48 只（体重 200～300g），按随机原则分为四组，每组 12 只，针刺、对照各 6 只。取材前两周将动物分笼饲养于光暗各 12 小时，室温 22℃±0.5℃ 环境中，自由进食饮水，饲料含盐量衡定，尽量避免惊扰。从 1982 年 10 月 5 日 13 点起，24 小时内按子午流注纳支法时辰针刺取材。即子、午、卯、酉各取材一组。电针组用耳针刺双"涌泉"穴，电压2~4伏，频率2~20Hz（疏密波），电针共持续25分钟。针刺后立即断头，于3分钟内取出全脑，固定于Bouin氏液24小时，常规脱水、透明，作厚6μm的冠状石蜡连片。用Bargmann氏明矾苏木素焰红（CHP）染色。对照组除不针刺外，其余处理相同。对每只动物左右侧视上核的中后区进行观察，照相，测量。测量方法为机械抽样，每只动物左右侧各测量具有核仁的细胞核50个。

实验结果表明，对照视上核神经分泌细胞的胞核在不同时辰体积不同。在同一时辰内其胞核体积左右侧也不相等，例如在卯午时左侧小于右侧具有统计学意义。在针刺组，对不同时辰针刺反应不同。在同一时辰内针刺，左右侧的反应也不一致。在辰时针刺，右侧视上核的胞核体积减小，左侧则明显增大并具有统计学意义。上述事实和以往的工作所见到的左右侧视上核分泌细胞核体积近似昼夜节律的不对称性都说明即使同一核团，其节律的特性亦不完全一致。这种不对称性提示有机体内近似昼夜节律系统是一个极为复杂的，相互影响的网络，很难用一个主钟把形形色色的节律协调一致。电针大白鼠"涌泉"穴后多数视上核神经分泌细胞有分泌颗粒减少，排空趋势，胞核及核仁增大，双核仁及核仁边集的现象增多等形态变化，这些变化以卯时组更为明显。这表明针刺使视上核的功能活跃，加压素的释放增加。加压素参与针刺镇痛的具体环节可能是在动员内源性吗啡样物质，特别是β-内啡肽释放过程中起到了部分作用。在卯、午时针刺对视上核神经分泌细胞胞核体积的影响明显。按左右侧分别统计，可以发现只左侧视上核在卯时针刺前后的差别具有统计学意义。对照组左侧视上核在卯时其神经分泌细胞核体积最小，说明其功能处于相对低下状态、与痛阈低、ACTH、内源性吗啡样物质释放少，是一致的。若在此时针刺更能促进加压素大量释放而加强镇痛物质的释放。事实上，此时针刺镇痛效果也最显著。

不同时辰针刺对乌头碱中毒小鼠肝脏等组织还原谷胱甘肽含量的影响　宋开源，等．上海针灸杂志　1988，7（3）：20～22．

谷胱甘肽（GSH）是机体的重要的解毒因子之一，在对外源性物质的转化中，解除药物、毒物的毒性中，起着重要的作用。国内外有文献报告，都发现针刺后肝、肾、脑等许多组织 GSH 的含量升高。本实验采用不同时辰施刺的方法，观察其对组织 GSH 节律的影响，目的在于从一个方面探讨针刺作用是否有特定的时间规律和对体内某些节律有无调剂效应。

实验方法：将 285 只体重为 16～20g 雄性昆明种小鼠，随机分成"卯、午、酉、子"四个时辰组，严格按照时间生物学实验要求，恒温（23℃±1℃），恒定光照制定 L：D＝12：12（光照期为 7：00～9：00），定时供应饲料、饮料，同步驯化 10 日以上。于实验当日晨 7：00 取出"卯"时组动物，再随机分成三组作如下处理：①对照组，腹腔注入 0.25ml 生理盐水。②给药组，腹腔注入 0.5mg% 乌头碱溶液 0.25ml。③给药加针刺组，注入等量的乌头碱液后，立即电针双"涌泉"穴，频率 120 次/分钟，起始电压为 2V，每 5 分钟增加 12V，针至 15 分钟时停针。以后每隔 6 小时依次将"午"、"酉"、"子"各时辰组动物作同样处理。如此连续处理三天，至第四日，于 7：00、13：00、19：00、1：00 各时刻分别将"卯"、"午"、"酉"、"子"各组动物去头处死，取出肝、肾、心组织立即进行 GSH 测定。用岛津 RF－510 荧光分光光度计，进行还原谷胱甘肽含量的荧光测定。参考 Mcneil 和 Cohn 等氏法，用磷苯二甲醛显色，激光和发射光波长分别为 346nm/422mm。

实验结果表明肝脏 GSH 含量的昼夜波动幅度大，乌头碱中毒下降明显，针刺的调整恢复功能也显现很清楚。而肾脏、心脏的 GSH 昼夜变动幅度小，受药物的影响短期内也不大，针刺调整效应当然亦不明显。针刺可降低肝脏 GSH 水平的调整作用，这种作用在时间生物医学里，被称为药物作用的近似昼夜依时性。不同时辰针刺,提高 GSH 水平的效力不尽相同,在酉时提高率最大(23.3%),在卯时提高率仅 7.5%。从这一角度看。我国传统的"子午流注针法"具有其合理的内核,它注重时间条件来取穴用针,和现代时间医学的"择时疗法"的意义是吻合的。

从实验结果中还可以看出,对照组和给药组肝脏的 GSH 节律峰值相位分别为 $-24.99°$ 和 $-31.84°$,而给药加针组的相位超前到 $-1.28°$,这表明针刺导致了 GSH 节律的峰值相位发生相移,针刺的这种作用特性如能进行广泛、深入的研究,将会在临床实践中发挥新的重要作用。

不同时辰电针大鼠"环跳"穴的镇痛作用及对血浆皮质酮水平的影响 曹蔚鸿,等. 中国针灸 1990,10(1):33~35.

下丘脑-垂体-肾上腺皮质系统的活动对机体的许多生理机能都有重大影响,血中糖皮质激素(CS)水平是衡量下丘脑-垂体-肾上腺皮质系统功能的一个客观指标,而针刺能影响血浆 CS 水平,因此本实验通过在不同时辰针刺的效应,同时对针刺镇痛与血浆 Cs 水平的关系作进一步的评价。

实验方法:用健康成年雄性大鼠,体重 250~300g。实验前将动物同步化饲养 10 日以上,光照期为每日 8:00 至 20:00,黑暗期为 20,00 至 8:00,室温 28℃,自由进食及饮水。在 5:00、11:00、17:00、23:00 四个时间针刺,每一时间分别取体重相近的大鼠配对分为对照组和电针组。用 57-6D 电脉冲刺激治疗仪电针双侧环跳,脉冲频率 22 赫兹。电压在第 5 分钟逐渐加至 3.5 伏,第 10 分钟逐渐加至预定值 5.0 伏。用 50℃热水浸尾法测痛阈。以电针前两次痛阈的均值作为基础痛阈,电针 15 分钟后与 30 分钟后各停针测痛一次。取其平均值为针后痛阈值。电针时间共 30 分钟,对照组动物除不加电针外与电针组动物处理相同。动物均成对处理。

实验结果表明,各时辰电针均可使大鼠痛阈显著升高,

11：00升高最为显著，镇痛作用显著高于其他时辰，说明电针镇痛是有时辰差别的。大鼠的痛阈存在节律性波动，而电针的镇痛作用也存在时辰差别，这似乎支持了祖国医学中关于气血运行规律的学说以及子午流注针灸理论。除此之外，本实验结果也提示痛觉感受和调制系统可能存在节律性活动，可见进一步探讨中枢神经系统活动的节律与痛感受性的节律性变化以及二者的关系，对深入了解痛觉感受和针刺的调制机理都是有重要意义的。电针可使大鼠血浆CS水平发生变化，5：00、11：00、23：00均出现升高，其中23：00升高幅度最大，而17：00却出现下降，可见不同时辰电针对血浆CS水平的影响是不同的。在我们的实验中，电针在四个时辰均有镇痛作用，镇痛效应最显著的时辰是11：00，镇痛效应较差的时辰是5：00，但电针显著升高血浆CS水平的作用发生于23：00，在17：00反而略有下降，可见痛阈变化百分数与CS水平变化百分数的峰值和谷值都不相对应，所以我们认为血浆CS与针刺镇痛没有直接关系。

不同时辰针刺大鼠太溪穴对血清睾酮和睾丸cAMP、cGMP水平的影响 高德伟，等．中国医药学报 1991，6(5)：26~29．

实验方法：用200~300g成年雄性大白鼠在实验室条件下同步饲养，喂以固定平衡饲料，自由饮水，每天控制光照14h，黑暗10h，室温18℃~20℃。实验分别在子时、卯时、午时、酉时进行。在每个时辰的开始，将动物随机分为电针、固定对照和正常对照三个组。电针组利用SC-1双边电子刺激器择时针刺双侧太溪穴。脉冲频率20Hz；电压在头5min内为8V，5min后加到15V，第15min开始增加到20V，电针时间共为30min；固定。对照组不施电针，同时捆绑固定在鼠架上30min；正常对照组在笼内自由活动。实验后立即断头取血，待凝固后分离血清，-20℃保持待测；取血后快速取下双侧睾丸，-20℃保持待测。各组动物的处理及取材均在各自的时辰范围内完成。血清睾酮水平的测定,系用上海生化所生产的睾酮放射免疫测定试剂盒中所提供的药品和方法进行的。睾丸 cAMP 水平和 cGMP 水平的测定,系用北京原子能所生产的 cAMP 分析药盒和 cGMP 分析药盒中所提供的药品和方法进行的。测定结果换算成 PM/100mg 组织来表示。

实验结果表明,在实验的四个时辰中,固定对照组的血清睾酮(STL),正常对照组、固定对照组和电针组的 cAMP/cGMP 的比值,电针组睾丸(LT)cAMP,正常对照组和固定对照组的 LTGMP,均呈现明显的近日节律变化;其他各组的指标在各个时辰也不完全相同。这些结果,从生殖内分泌和环核苷酸水平对子午流注学说的时间节律内容无疑是一个支持。祖国医学认为,肾藏精,主生殖,太溪穴是少阴肾经的原穴,酉时正值太溪开穴,是经脉气血流注于肾经之时,也是肾经气血旺盛之际。恰在此时,正常对照组的 STL 最高,而睾酮在生育的维持中起着重要的作用,表明一理论得到了以睾酮为指标的验证。本实验观察到,在正常对照组,LTcAMP 于四个时辰中节律变化并不明显,而由于 LTcGMP 在午时出现明显的低峰值,从而导致在午时的 cAMP/cGMP 比值的高峰,其非常显著地高于子时、卯时和酉时。看来,cAMP/cGMP 的比值似可作为"阴阳"变化的一个客观指标。本实验所取的指标中,基本呈现出双向良性调节的规律,即固定对照组高于正常对照组的,针后则所有回降;固定对照组低于正常对照组的,针后则有所回升。这种规律在子、卯、酉时辰的 cAMP/cGMP 比值上体现得不太完全,再次证明 cAMP/cGMP 比值变化的重要性。但与午时指标的变化规律不同,可能有特殊含义,有待于今后进一步探讨。

不同光照周期对小鼠肝糖原昼夜节律的影响 张莉莎,等.北京中医学院学报 1992,5(1):41~42.

本文为了探讨天人之间何相应的关系,通过改变光照周期,对小鼠肝糖原昼夜节律的变化进行了观察。观察的方法是；选用NIH品系的初生乳鼠186只，雌雄不拘。光源除室内自然光照外，另选500W碘钨灯1只，同时备暗箱1只。将186只初生乳鼠分为2组。第1组109只乳鼠为自然光组，在室内自然光照同期中饲养，白天光照12小时，夜间黑暗12小时。第2组77只乳鼠为颠倒光组，在人为颠倒的光照周期中饲养，白天黑暗12小时，夜间光照12小时。室温18℃~24℃，噪音60dB以下，动物自由摄食，饮水及哺乳。两组小鼠长到18~20g体重时，分别在子时（24：00），卯时（6：00），午时（12：00），酉（18：00）4个时辰断头处死，剖腹取肝，用生理盐水冲洗血渍后，投入液氮速冻备用。测试时称取肝组织0.5g，加1.5ml的5%三氯醋酸匀浆，加热煮沸20min，沉淀蛋白质，滤液用蒽酮法进行糖原定量。

观察结果为自然光组肝糖原的含量白天降低，入夜升高，清晨卯时达最高值；颠倒光组则相反，白天含量上升，夜间持续下降，清晨卯时达最低值。两组小鼠在卯时和午时的肝糖原含量相比，差别均非常显著。

肝糖原是动物体内糖的贮存形式，有补充血糖参与全身供能的作用。进食后肝脏中贮存糖原的量可达肝重的5%；饥饿时肝糖原分解成葡萄糖释放到血液中，成为空腹状态下血糖的主要直接来源。控制动物的进食时间，使其肝脏糖原的昼夜节律改变，表明这种节律的发生与进食活动有着密切的关系。而对于夜行动物小鼠来说，进食的习惯与其整个行为活动规律是协调一致的，因此糖原可以从一个侧面反映动物的睡眠–觉醒–行为周期变化。在自由摄食条件下，本实验以相反的光照环境导致了两种不同的节律曲线，说明光照周期不仅对动物肝糖原的生理节律具有调整作用，而且对小鼠的活动规律也产生了明显的影响。另外实验的结果为中医天人一体观提供了现代科学依据，而且在某种意义上提示，人与自然联系中光照的影响是一个不容忽视的中介因素，这对研究中医整体医学模式有着重要的学术价值。

不同时辰电针"足三里"对小白鼠胃肠运动机能的影响

程霞，等．天津中医学院学报　1987，(4)：33~34．

本实验在观察小白鼠胃肠运动昼夜节律的基础上，选择其机能状态完全不同的时相，即峰值-兴奋相与谷值-抑制相进行电针，观察不同时辰行针的效应，以探索生理节律的时相与针刺效应的关系，从而为深入研究子午流注针法寻求一条新的途径。

实验方法分四步。①胃肠运动的观察方法，实验参照Borella 的方法，将小白鼠进食24小时后，每只小鼠先用鼠喂饲器将20粒直径小于0.5mm的树脂球与10%分析纯可溶性淀粉糊0.8ml 同时灌入胃内，20分钟后以颈椎脱臼法处死，取胃肠置入冰箱，24小时后取出。先沿胃大弯剪开胃，清点胃中残余小球数目，计算已排出胃的树脂球百分数作为胃排空率；然后在100cm 有机玻璃尺上清点小肠上、中、下段中的小球数目，计算进入小肠中下段小球的百分数来衡量小肠推进运动速度。②小白鼠利血平性胃溃疡模型的制作。动物在禁食24小时后，以 Blackmann 法将每只小鼠腹腔注射利血平13mg/(kg·W)，6小时后取胃结扎幽门，从食道注入1.5~2ml 生理盐水，使胃膨胀，置0.4%的中性福尔马林液中浸泡30秒后取出，沿胃大弯剪开，将胃平铺于载玻片上，用生物解剖镜观察胃黏膜情况；以胃中有血凝块，黏膜上有瘀点、糜烂、缺损或溃疡点者作为胃溃疡鼠。③小鼠"脾虚"模型的制作，以北大生物系报道的方法给小鼠喂以100%生大黄水煎剂1ml，每天一次，连续9天。观察其出现腹泻、消瘦、体温偏低、食少、腹胀、脱肛、毛色不泽、神萎不振、倦怠思睡等症状为成型。喂药前后于白天相同时间用 ST-1型数字体温剂各测体温一次，用天平各测体重一次。④电针方法：用 WQ-loc 多用电子穴位测定治疗仪。参数：频率20Hz。强度：以下肢微颤为度。时间：持续15分钟。取穴：双侧"足三里"。

实验结果表明，小白鼠胃排空及小肠推进运动夜快昼慢，呈余弦曲线变动的昼夜节律。与食物的形、质、量无关，而外源性因素如光－暗周期、饮食时间及内源性因素——机体内生物钟系统在胃肠运动昼夜节律的形成中具有一定的作用。在疾病状态下，这一节律发生紊乱或消失。本实验选择小白鼠胃肠运动机能处于峰值的亥时和处于谷值的巳时进行电针，观察了不同时辰电针对正常小白鼠胃肠运动机能的影响，对实验性小白鼠"脾虚"证的治疗作用及对小白鼠抗利血平性胃溃疡的预防作用。实验结果表明，无论是正常的还是疾病状态下的小白鼠，在其胃肠运动的兴奋相－亥时电针较在抑制相－巳时电针为优。

电针足三里对小白鼠胃肠运动昼夜节律的影响 程霞．湖北中医杂志 1988，(1)：45～46．

实验选择小鼠胃肠运动峰相位亥时及谷相位巳时的胃肠运动情况作为节律的标志，观察了电针对正常小白鼠排空节律的影响、电针抗利血平性胃溃疡过程中对胃排空节律的维持作用、电针对"脾虚"模型胃肠运动节律的调整作用，表明针刺具有增强维持及恢复节律的功能。

亥巳时电针对正常小白鼠胃排空昼夜节律的影响。实验方法为选用昆明种小白鼠40只雌雄各半，体重18～28g。实验前一周置自然光照明暗交替环境中按性别分笼饲养。鼠为夜行动物，通常夜间觅食，故限于每晚19点至次日7点喂食，饮水不限。实验前一天将小鼠随机分为巳时组（20只）和亥时组（20只）。各组再按体重大小同性配时，分别作为针刺组（10只）和对照组（10只）。电针方法及胃肠运动观察方法略。（方法与"不同时辰电针'足三里'对小白鼠胃肠运动机能的影响"一文同）。实验结果表明，亥巳时电针对胃肠运动的影响是不同的，巳时为小白鼠胃肠运动较慢的谷值相，电针后之显著变化。而亥时为小鼠胃肠运动较快的峰值相，电针后产生明显的促进效应。说明小白鼠胃肠运动机能对电针刺激的反应受机体器官本身生理节律的影响。比较电针组及对照组的巳亥时胃排空率，则知电针后亥巳两时辰的差异更明显，说明电针对小白鼠胃排空昼夜节律具有增幅作用。即强化了小白鼠胃排空昼夜节律。

电针预防利血平性胃溃疡过程中小鼠胃排空昼夜节律的观察。实验方法同前，各组动物分别禁食24小时后注射利血平10mg/（kg·W），6小时后进观察。结果表明，以利血平致小白鼠胃溃疡后，胃排空昼夜节律紊乱。而正常小鼠经电针一周后再注射利血平，则胃排空节律依然正常。可以推测，电针在预防疾病的过程中，可起到维持正常生理节律的效应。这一效应可能通过两方面来实现：一方面通过强化节律，以增加其节律的稳定性；另一方面通过调节整个机体的机能使之增强抵御外部侵袭能力而免受损害。

电针对小白鼠"脾虚"模型胃肠运动昼夜节律的影响。实验方法同前文中的电针及脾虚模型的制作方法。选脾虚小白鼠40只，共分脾虚组20只，针疗组20只。脾虚组分为巳时组及亥时组，针疗组每日亥时电针"足三里"穴一次，一周后分为巳、亥时两组观察。实验结果表明，电针对小白鼠"脾虚"模型胃肠运动节律的调整有恢复作用，在电针治疗脾虚模型过程中，小白鼠胃肠运动节律由脾虚时的紊乱至脾虚趋于康复后正常节律的出现，可知在病理情况下，电针在调整机能恢复正常的同时，对昼夜活动节律也起调整恢复的作用。

不同时辰电针足三里对小白鼠胃酸分泌机能的影响 王凡，等．北京中医 1990，(6)：42～44.

实验方法分三步：①正常小白鼠的胃酸分泌昼夜节律观察。昆明种小白鼠120只。体重18～26g，雌雄各半。置自然光照，明暗交替环境中分笼饲养一周。观察前将其随机分为12组，每组10只，各组按时辰顺次禁食，使之到开始观察时禁食时间均为24小时左右。每时辰观察一组，测定各组动物的最大胃酸分泌量。方法是：按1mg/kg体重的量皮下注射二盐酸组织胺，30分钟后以颈椎脱臼法处死，剖腹，分别结扎幽门及贲门，取出胃体，置于放有4mlpH为7.0的生理盐水试管中，将胃剪开，使胃液充分溶于生理盐水中。滴入0.1%的酚红指示剂2滴，再以微量注射器抽取0.01N的NaOH溶液滴定，并与标准管比色，使二者颜色相同，根据所用NaOH溶液量计算出胃酸量。②利血平性胃溃疡小白鼠胃酸分泌昼夜变化观察。昆明种小白鼠108只，体重性别同①，随机分为12组，每组9只，以前法禁食。观察时参照Blackmann法腹腔注射利血平13mg/kg体重，5.5小时后再经皮下注射二盐酸组织胺，30分钟后处死，结扎幽门、贲门，取出胃体，向胃内注射pH7.0的生理盐水1.5~2ml，使之膨胀，置于0.4%的中性福尔马林液中30秒钟固定，再沿胃大弯剪开胃体，先以前法测定胃酸，然后将胃体平铺于载玻片上，以4×6倍生物解剖镜观察胃黏膜情况，以胃中有血凝块、黏膜上有瘀点、糜烂、缺损或溃疡点的作为胃溃疡鼠列入统计。③巳、亥时电针"足三里"对正常小白鼠胃酸分泌机能的影响。昆明种小白鼠40只，体重、性别、禁食方法均同1，随机分为巳时组与亥时组（各20只），每组再随机分为针刺组与对照组（各10只）。观察时分别在巳时和亥时注射二盐酸组织胺。15分钟后固定，以WQ—10C多用电子穴位测定治疗仪电针针刺组动物双侧"足三里"穴，频率20Hz，强度以下肢微颤为度，持续15分钟；对照组只固定不针刺。动物处死及胃酸测定方法同①。

实验结果表明，正常小白鼠的最大胃酸分泌具有明显的昼夜节律性变化，夜间泌酸量多于白昼，二者相比有极显著差异。胃酸分泌节律的峰值时辰是亥时，谷值时辰是巳时，二时辰泌酸量相比有极显著差异。这证明了正常小白鼠胃分泌与排空运动固有节律的稳定性。利血平性胃溃疡小白鼠的最大胃酸分泌量低于正常小白鼠，且昼夜节律消失，昼与夜相比泌酸量无显著性差异。这一实验结果表明，生理节律是正常生理机能活动的产物，如果这种正常的生理机能遭到破坏，其生理节律也将不复存在。在正常小白鼠胃酸分泌节律的谷值时辰－巳时电针"足三里"可使其泌酸量显著增加,与对照组相比差异极显著。而在亥时电针则效果不明显。已时电针组的泌酸量接近亥时组,二者相比差异不显著。这说明,时间因素确实在针刺疗效中有着不容忽视的作用;胃酸分泌机能在其抑制时对电针刺激的反应最敏感。这对于临床脾胃疾病的择时治疗,对于传统时间医学经气旺衰、腧穴开合(闭)理论的研究都具有一定的意义。

针刺对大鼠实验性胃溃疡的治疗作用——子午流注实验研究的初探 陈正秋,等. 中国针灸 1991,11(1):29~31.

实验方法:将43只实验性胃溃疡大鼠随机分为四组:开穴组、闭穴组、足三里组和对照组。从术后第三天起,连续十天,每天在申时内将动物捆绑于鼠架上,按照天津中医学院介绍的子午流注纳甲法推算表,对开穴组动物当天的开穴施以双侧电针20分钟(前10分钟空载强度为13伏,10分钟后提高到23伏)。按纳甲法推算,在申时,甲日已日开穴为委中,乙日庚日的开穴为液门过合谷,丙日辛日的开穴为少泽,丁日壬时的开穴为解溪,戊日癸日的开穴为二间。对闭穴组的动物,每天随机地选取上述五个穴中的一个穴位(即在他日申时的某个开穴)进行双侧电针。足三里组的动物则每天均电针足三里穴一次。对照组动物仅在同一时间内捆绑,而不予电针。在术前、术后第三天(即电针前)及术后第十五天(即电针或捆绑10次后,再隔两天,将动物处死前)分别称取每个动物的体重。最后一次称体重后即将动物处死。取出胃,并将胃溃疡所在的部位均匀地展铺于直径为1.6cm的橡皮塞上,经照相后双盲法将溃疡面的界限及修复的范围描记在塑料薄膜上。经放大复印后,用求积仪求出溃疡及修复部分的面积,作为面积指数,将体重及溃疡修复的变化统计学处理。

实验模型的制作:选体重为240~320g的雄性大鼠。在1g/kg乌拉坦(10%)麻醉下,用醋酸法形成胃溃疡。打开腹腔,暴露全胃。在胃部与幽门窦的交界处,将$4\frac{1}{2}$号注射针头由浆膜刺入，透过胃壁肌层向黏膜下注射20%的醋酸0.03ml。局部注射庆大霉素0.5ml后关闭腹腔。腹腔内补充5%葡萄糖生理盐水10~15ml。待动物清醒后正常供水供食。

实验结果表明，各组动物术前体重无显著差别，而术后三天与术前相比，体重有明显减少，四组之间相比，无显著差别。各组动物针刺前后相比，体重均有所增加，说明均使胃溃疡动物的体重明显增加。各组动物胃溃疡修复程度进行比较，术后第15天，各组动物的胃溃疡修复程度有所不同，开穴组显著优于足三里组，闭穴组也显著优于足三里组，闭穴组显著优于对照组（$P<0.05$）。而开穴组与闭穴组的平均修复率之间无显著差别。说明开穴组和闭穴组溃疡的修复程度优于足三里组和对照组。

不同时辰、不同穴位、不同频率电针治疗大白鼠实验性胃溃疡的疗效观察　陈学群，等．针灸学报　1992，（1）：10~12.

针灸效应是多种因素共同作用的结果，从多水平研究各种因素对针灸效应的影响，有利于揭示各种因素与针效之间的内在联系。为此，本文应用拉丁方设计法研究了三个时辰（亥、酉、巳时）、三个穴位（足三里、梁门、胃俞）和三种频率（2Hz，20Hz，80Hz）的电针对OKABE法选模的大白鼠实验性胃溃疡修复和愈合的影响。

实验方法：①造模方法：实验性胃溃疡模型用体重240~270g的雄性正常wistar系大白鼠，参照OKABE法复制，于造模24小时和8天后作溃疡大体观察和病理切片观察。②实验分组：90只动物分两个拉丁方进行实验，每个拉丁方重复三次，每次15只于造模后第二天分三因素三水平开始治疗。其中9只按拉丁方排列，每日按时电针一次20分钟共6次，第7日不电针；另6只固定不治疗作为对照组。第8日称重后处死，制作标本观察结果。依据动物解剖学参考人体腧穴模拟取穴足三里、梁门、胃俞。电针双侧腧穴，用WQ－10C多用电子穴位测定仪输出端连接双侧针柄，强度以肢体微颤为度。③指标检测方法：粘连及粘连速度；肉眼观察浆膜面粘连情况。溃疡容积：用 10ml 微量进样器测量。溃疡面积：在生物解剖显微镜（2×20）下，用目镜测微尺测量。病理形态学指标在光镜（4×10）（10×10）下观察：切片采用 HE、VG、Wasson 三种染色法。用目镜测微网计数炎细胞浸润量（个/单位面积）。观察溃疡部是否存在坏死组织。采用半定量评价胶原纤维增生程度。

实验结果显示：各电针治疗组的平均溃疡面积、容积、炎细胞浸润量、坏死组织存在例数、胶原纤维增生和粘连程度均显著小于对照组（$P<0.01$）；亥时电针治疗能明显促进溃疡修复和愈合，其疗效优于酉、巳二时辰（$P<0.01$），而后两者无显著性差异；足三里、梁门、胃俞三穴均为电针治疗大白鼠实验性胃溃疡的有效穴，三者间无统计学差异（$P>0.05$），但以梁门穴为优；三种频率对电针效应的影响无显著性差异（$P>0.05$），但以 20Hz 电针的效果较佳；三因素三水平的不同组合对针效的影响各不相同，其中以亥时梁门穴 20Hz 电针的治疗效果为佳。

以上实验结果表明，不同组合的电针均可促进实验动物胃溃疡的修复愈合；可调动机体的抗炎能力，减少渗出，从而减轻粘连程度；促进坏死组织的溶解吸收脱落，以加速溃疡的修复和愈合过程，电针治疗组胶原纤维适度增生，这充分显示出针刺的双相良性调整作用，说明针刺在促进肉芽组织形成并加速缺损填充时，又可抑制胶原纤维的过度增生。而不针刺的对照组则是大量过度地增生。同时结果还说明亥时为治疗胃溃疡的最佳时间，梁门穴疗效最好，电针频率 20Hz 为最适宜，它可同时兴奋粗细纤维。总之，将多种因素在不同水平上优化组合是提高针灸疗效的有效途径，并进一步证明了"时间针法"的客观性，从而为针灸原理的研究和提高临床疗效提供了实验依据。

不同时辰艾灸抗大鼠幽门结扎性溃疡的作用观察　府强，等．中国医药学报　1990，5（4）：19~20．

本实验以大鼠幽门结扎性溃疡为指标，观察不同时辰艾灸"足三里"、"胃俞"穴的抗溃疡作用及其差异。

实验方法：Wistar大白鼠33只，体重100~250g，雌雄不拘。在干燥通风，明暗自然交替的环境中按性别分笼饲养，喂以固定配方的鼠料，自由饮水。5天后开始实验。参照shay氏幽门结扎性溃疡造型方法，将动物禁食，供水48h后用2.5%的戊巴比妥钠按0.7ml/kg体重，腹腔注射轻度麻醉后开腹结扎幽门，术后继续禁食，并停止供水18h。然后以颈椎脱臼法处死，开腹并结扎贲门，将胃摘出放入1%甲醛溶液中浸泡5min，取出沿胃大弯剪开，用生物解剖镜观察胃黏膜产生的溃疡病变。选取大鼠双侧"足三里"及"胃俞"穴，将艾绒锥做成小黄豆大圆锥状（低×高：0.4cm×0.5cm）艾炷。施灸时先将大鼠妥善固定，然后将艾炷放置上述穴位点燃，待艾炷燃至根部，大鼠开始挣扎时用镊子将艾炷夹起，悬灸穴处待其燃烬。连续灸三壮。灸后用镊子将艾灰轻轻压于灸处皮肤上，下次施灸仍按此法。将大白鼠随机分成A、B、C 3组，A组为对照组，B、C两组为实验组。B组施灸时间为卯时（夏时制：6:00~8:00），C组为戌时（夏时制：20:00~22:00）。造型前B、C组予以艾灸上述穴位，隔日1次，共3次。A组同法固定，不灸。实验组第3次灸后，3组同在次日晚上22:00起予以结扎幽门，第二天下午16:00起依次取胃观察。

实验结果：幽门结扎18h后，A组11只大鼠全部发生了程度不同的溃疡或黏膜破损，其中1只为穿孔性溃疡，7只发生明显的溃疡病灶，另3只为黏膜糜烂、出血或小溃疡点；B组3只黏膜完好无损，4只仅为黏膜糜烂、出血或小溃疡点，4只发生溃疡；C组正常无损2只，黏膜糜烂、出血或小溃疡点2只，6只发生不同程度的溃疡，溃疡主要发生在前胃部，呈圆形或椭圆形,偶呈线状上面覆盖凝血块,但个别亦发生在腺胃部,与对照组相比,卯时施灸的 B 组溃疡指数显著降低($P<0.05$),溃疡抑制率为50%;戌时施灸的 C 组溃疡指数亦有下降,溃疡抑制率为30%,与对照组比无显著差异。结果表明,艾灸"足三里"、"胃俞"穴有抗大白鼠幽门结扎性溃疡的作用,为艾灸穴位防治胃部疾患提供了客观依据。并提示了不同时辰艾灸抗幽门结扎性溃疡的作用存在一定差异,卯时灸效优于戌时。

综　述

子午流注的研究与应用概述　李鼎．中医年鉴　1984，343．

介绍了子午流注针法的起源和现代有关实验研究，回顾调研等内容，对纳甲法的应用，实验研究做了重点概述，文中有时间针法的时间概念及不同时区当地时间的换算公式。

子午流注研究概况　孙国杰，等．河南中医　1984，（1）：24～26．

笔者总结了1960～1982年发表的21篇文章，对子午流注研究情况作了综述。

在理论研究方面，近年来生物医学发现人体的体温、血压、呼吸、心搏频率、血糖含量、基础代谢强度、激素分泌等，都有明显的昼夜节律，这些发现，间接说明了"子午流注"学说是有物质基础的。现代时间治疗学研究发现，某些药物在某时刻服用，或者疗效更好，或者毒性更大。为了提高药物的临床疗效，减少毒副作用反应，必须考虑给药时间。子午流注学说可称为世界上最早的时间治疗学。徐氏纳甲法中存在十二个时辰闭穴，单玉堂氏研究并发现了六甲、六乙、六丙、六丁、六戊、等日的配穴规律（简称"一四二五三零"规律），从而扩大了子午流注针法在每一个时辰中的应用范围。在日干支推算方面有人提出了以公历推算干支的方法阐明了推算原理。长春中医学院等单位编制了"刘冠军子午流注取穴新法电子计算机程序"。按照子午流注针法施治，往往能提高临床疗效，这是多数文献所肯定的。笔者运用子午流注纳甲取穴法、电子计算机辨证取穴法及传统经验取穴法等针刺方式，分别治疗周围性面神经麻痹22例，其结果子午流注组痊愈20例，占90.9％，电子计算机组痊愈18例，占81.8％；传统经验组痊愈11例，占50％。林海氏等在观察支气管哮喘、老慢支往往在寅时发作，五更泻往往在卯时发作的基础上，根据子午流注理论，定时针刺治疗，收效较好。按时开穴，并适当配以辨证或对症取穴的报道较多。王立早氏治愈胃痉挛5例，陈谷初氏治愈慢性风湿性关节炎1例，王玉堂氏治愈血管性头痛等病4例，均是按时开穴，适当配穴而获得良效的。关于子午流注的实验研究，国内主要在以按时取穴与否为对比，观察针刺前后的经络电位、光子数量、心电、肌电、血流变化等方面，作了一些工作。司徒铃氏用经络测定仪测定了2名健康人24小时所有俞穴导电量，发现各经在气血流注之时导电量数值均高于气血流注已过之时。上海市医院等单位对十二例冠心病人，运用子午流注针法，开神门、灵道、大陵、间使，对每一病历作两次开穴和两次闭穴对照心电观察，结果针刺开穴24人次，改善21人次，占87.5%，针刺闭穴24人次，改善13人次，占54.1%。经统计学处理，有非常显著差异。上海市中医院等单位，运用子午流注针法，观察肌电图针刺"得气"效应电信号，经过27例腰腿痛患者观察结果开穴与闭穴有显著统计学差异。笔者观察了53例被检者针刺前后肢体血流图变化，认为开穴组与闭穴组有显著差异。

综上所述，我国关于"子午流注"的研究已取得一定成果，初步证明了子午流注学说在理论上有一定科学性。临床上有一定实用性。今后还要注意加强临床研究，加强实验研究。

子午流注针法研究概要 张年顺．湖南中医学院学报1985，(1)：55～57.

笔者就新中国成立以来发表的23篇文章对子午流注的研究概况进行了综述。

有许多研究者致力于时间干支推算法的研究。年干支推算法目前多采用公式法来推算年的干支。第一步多用公式 $\frac{所求年数-3}{干支周转数(60)}$ 所得余数求出干支代数，有人直接到甲子六十环周表中去查年干支，有人则再进行一步简化运算即天干除以10，地支除以12而求出年干支。月干支推算有人采取歌诀法，也有人采取公式法：年干支代数×2＋当月月数＝月干代数。日干支推算可分为两大方法，一为从元旦干支推算日干支，以歌诀形式或简单计算均可，但是得知道元旦干支。另一种是直接查找日干支法。制成推转盘或用掌诀法。时干支可以用歌诀推算，也有人用公式即：时间 $\frac{单}{双}＋\frac{3}{2}÷2＝$ 时地支代数。（日干－1）×2＋时地支代数＝时天干代数。

纳甲法取穴规律比较复杂，也是研究子午流注的中心课题。针对其"闭穴"的问题。单氏首创了一四二五三〇（即井荥合输纳）的开穴方法，使所有时辰都有穴可开。管氏则揉合纳子法于纳甲法中，在无穴可开之时，以纳子法的"母子穴"填充闭穴。郑氏首先根据时辰的天干，决定开穴经脉；再根据时辰的地支，增补穴位。张氏挖掘出的阎氏开穴法，癸日十个时辰均有穴可开，反映了气血循行"如环无端"的特点。

在临床和实验研究方面大量证据说明子午流注针法具有实用价值，通过实验初步证实了子午流注学说是有一定物质基础的。

子午流注研究进展　张仁．云南中医杂志　1985，(3)：45～48.

作者从源流探讨、临床应用、实验验证及机理阐释几方面对子午流注研究概况进行了总结探讨。

研究者认为《内经》开子午流注针法先河，子午流注纳甲法的首创者是金代何若愚，明代徐凤在修改了何氏纳甲法后出现了癸日十个时辰的闭穴，形成流注环上的缺口。有人针对其本身存在的缺陷，提出了一些改进方法。有人发现了"一四二五三"规律，使得闭穴变为开穴。另有人指出纳甲法除了上述不足外，尚存在十二经流注相互跨越，不能与当日日干相符的问题，而建议用祖传之移光定位法。上述工作虽有待进一步验证,无疑对完善子午流注有一定的意义。由于存在地域性时间差。有人提出在推算时间时应把北京时间换算成地方时间。在推算时穴方面,不少人曾提出各种简化方法。大致分为两类,一类是制作图表,另一类是推算法。随着电子计算机技术在针灸学科中的推广和运用,为广泛地研究和使用子午流注针法开创一条路。如吉林中医研究所等单位编制《子午流注取穴新法计算机程序》,其准确性为100%。

有关运用子午流注针法取得卓效的报道较多。报道抗战时期重庆国医被医师按子午流注法治疗疟疾疗效显著。此外治疗淋巴腺炎、呃逆、休克、晕厥,以及某些急腹症均有报道。有些研究者开展了子午流注针法与经验取穴方法的对比观察工作,通过对周围面神经麻痹腰痛等多种病症的观察、证实运用子午流注针法是提高针灸疗效的有效途径之一。

在临床实验方面,运用经络电位测定、经络光子数量测定等方法对人体经络生物节律性进行了观察,也有人以心电图、肌电图、血流图为指标、观察了开穴与闭穴时对针刺反应的差异。在动物实验方面,有人通过不同时辰针刺大鼠涌泉穴,观察了铜蓝蛋白、痛阈的差异。

一些研究者对子午流注机理进行了探讨,目前主要从时间生物医学的角度进行阐释。有人认为子午流注不限于反映人体气血循环的变化,也反映了人体生理病理状态,与病理定位律关系密切。鉴于时间生物学本身尚是一门新兴学科,因此要最后揭开子午流注的机制,还须做大量艰巨的工作。而这恰恰又是目前最为薄弱的环节。

子午流注研究近况　周桂桐·中国针灸　1985,5(5):35~36.

作者根据1979年至1985年期间发表的37篇文章对此期间国内外有关子午流注的研究作了总结。关于子午流注针法的源流,研究者认为目前通用的子午流注纳甲法出自明·徐凤《针灸大全》"流注图"中。"流注图"是徐凤根据金人何若愚《子午流注针经》"流注经络井荥图"修改而来，其修改后的开穴方法使得癸日出现了十个时辰的闭穴，而"流注经络井荥图"中的开穴方法癸日十个时辰均有开穴，日日相连，循环不息，体现了"三焦为阳气之父、包络为阴血之母"的子午流注理论。此期间一些单位开展了子午流注的实验研究工作，用光子数量测定仪、血流图等工具通过对人体开、闭穴不同时间的测定，说明二者对针刺反应有显著差异。在动物试验方面，进行了对血铜蓝蛋白含量、白细胞总数、中性粒细胞及单核吞噬细胞系统吞噬机能、去甲肾上腺素分泌的测定，发现其对针刺的反应均有明显的节律性，并与子午流注有关。临床应用方面，据报道应用子午流注针法对小儿痿症、周围性面神经麻痹、支气管哮喘、五更泻等病的治疗均取得了显著的疗效。有些单位开展了子午流注与辨证取穴法的临床对比观察，结果表明子午流注取穴法的疗效高于对照组。有人将病人分为辨证逢时开穴组、逢时开穴组、循经取穴组进行观察，发现辨证逢时开穴组的疗效优于另外两组。通过临床实践认识到按时选穴为子午流注的特点，而辨证施治是中医治疗的基本原则，二者有机结合可以提高针刺疗效。对"证"应侧重施用子午流注法，对"病"应侧重施用一般针法，如"证"、"病"均有，则两种针法配合应用。脏腑经络是子午流注的理论基础；经络辨证是子午流注的主要辨证方法；选择开穴、配穴及恰当的补泻手法是子午流注获得疗效的重要条件。

时间针灸学研究进展　宋开源，等．上海针灸杂志 1989，8（2）：42～45.

时间针灸学是针灸学的一个重要组成部分，其研究方法上以时间因素为特定条件，其研究范围包括：子午流注法（纳甲法、纳子法、养子时刻注穴法）、灵龟八法、飞腾八法、择时耳穴法等等多种方法的临床和基础。不仅包括传统的子午流注原理和临床，还包括近年来出现的不同时辰针灸的实验研究。

近年来针灸临床上对时间因素在针灸疗效上的影响日益关注，认识到在针灸过程中，把握病人阴阳气血消长规律，择时施刺，是取得最佳疗效不可忽视的因素。据统计，时间针灸法已广泛地应用于临床治疗各类痛证、瘫痪、高血压、哮喘、冠心病等 40 余种疾病，病例达 2700 多例，大多数取得较常规取穴法更佳的疗效。但也有一些结果相左的报道。如阎润茗氏报道，采用纳甲法治疗外阴白斑及面瘫，虽取得较满意的疗效，但与经验取穴组比较均未达到显著程度。潘来娣也报道用纳甲法治疗 37 例患者，其对心功能改善和降血压效应都与对照组无差异。看来对纳甲法还应做深入研究才能更好指导临床，充分显示其优越性。曹一鸣氏近年来发掘和整理出子午流注养子时刻法，并用于临床治疗高血压病，降压效果显著。灵龟八法是以"八穴"为主，配合"九宫数"来运用的一种时间针灸法。管遵惠氏选择了 160 例神经血管性头痛病人等分为灵龟法组和循经取穴法组进行治疗观察。其结果前者治愈率显著高于后者。有许多临床报道，观察到子午流注纳子法在治疗多种病症中的异乎寻常的效果。广东赖新生氏对 62 例辨证为肾虚各症患者，分别采用酉时施刺和非酉时施刺两组对比观察，发现前者有效率显著高于后者。还观察到酉时施刺组在血浆 $cAMP/cGMP$ 的比值和皮质醇含量的调整上，都优于非酉时施刺组。严叟氏报道，在按摩治疗偏头痛、失眠、五更泻等症中采用纳子法配合点揉 1～2 穴，收效显著。张燕华氏对 64 例原发性高血压采用择时加压耳穴方法，发现上午效果优于下午，认为耳穴的降血压效应也具有特定的时间结构。

时间针灸学的基础研究发端于 50 年代，广东司徒铃氏首先根据人体气血流注的规律测定经穴电量的昼夜变化。但是对时间针灸认真进行系统研究是从 70 年代的末期才开始的。1979 年起成都中医学院开始了对肾经涌泉穴不同时辰针刺的系统研究。最近几年，天津中医学院系统地观察了针灸胃经足三里穴对消化道等生理功能节律的影响，中医研究院针灸所开展了不同时辰电针胆经环跳穴对多种生理、生化节律的影响的研究。由于施刺的经穴和时辰不一定都能与传统的子午流注的针法相符合，因此可以称为不同时辰针灸效应的研究。目前已经取得一些很有意义的成绩。丰富了时间针灸学的科学内涵，开创了实验研究的新局面。目前大量的实验研究证明：不同时辰针灸所产生的效应是不同的，说明时间针灸学有其物质基础。在研究方法上，胡剑北氏提出了一个易为大家忽略的重要问题他指出：由于纳甲、纳子、养子、灵龟以及飞腾诸法间存在着相互矛盾、互相否定现象，提出研究中应对单一时穴、时穴综合组进行研究，以确定"时穴"的存在，以及各法的适应病种，对子午流注学说研究思路有一定启发。

子午流注与灵龟八法飞腾八法的研究进展 王凡．中医杂志 1989，30（2）：54~56．

作者总结了1985~1987年发表的有关子午流注的34篇文章，认为目前传统择时选穴针灸疗法的研究有如下特点及发展趋势：

1. 从事这方面研究的人日渐增多，近三年发表的有关文章大大多于以往三年即可说明这一点。

2. 在临床范围不断扩大的同时实验研究也在逐渐深入。目前研究的重点主要集中在纳甲法与纳子法。特别是因纳子法的昼夜节律在人及动物身上发现较为明显，故以此为研究对象的较多。如天津中医学院针灸系实验针灸学教研室对不同时辰消化系统功能的研究、成都中医学院不同时辰针刺大（小）鼠"涌泉"穴的系列研究等，而对养子时刻注穴法及灵龟、飞腾八法的研究尚未展开，这是有待今后弥补的。

3. 出现了一些怀疑性、争论性的文章，打破了以往文献报道中论点一致的局面，反映了研究者的求实态度。如有人对纳甲、纳子和灵龟三法有无道理提出疑问，指出在同日同时辰用三法计算开穴，结果常可得到三个不同的开穴，且开穴所属经脉也不相同，这与三法均认为一个时辰仅一条经脉处于旺时，旺时经脉才有一二穴为开穴的观点相悖逆。有报道以同法治疗同病，开穴组与经验组并无显著性差异。有人通过实验观察提出了是否人体脏腑机能都存在如子午流注所论的节律性问题。

4. 传统择时选穴法与灸法、按摩、特别是气功等疗法相结合，为其临床应用与研究开拓了新路，增添了活力。用择时开穴法对偏瘫、头痛、胃脘痛、面神经麻痹、妇女月经过多、外阴白斑等病的治疗多有报道，疗效显著。

子午流注灵龟八法飞腾八法研究近况　王凡．国内外中医药科技进展　1991，175～181．

作者通过46篇文献的总结，对1988～1990年三年来的研究从源流与理论探讨、临床应用及实验研究三方面进行归纳整理，反映了三法的最新进展。有关三法渊源的探讨已不局限于《内经》、《难经》、《子午流注针经》等少数文献，研究方法也不满足于排年代表，而是从更广泛的领域、从新的角度发掘整理，取得了一些成果。临床工作正稳步开展，其中纳子法的运用较为灵活，如扩大了取穴范围、运用耳针取穴等。另外，以子午流注指导推拿按摩更进一步扩大了本法的临床运用。实验研究成果丰硕，有关文献约占文献总量的1/3，除纳甲、纳子法外，养子时刻注穴法与灵龟八法亦成为研究对象，研究领域从医学扩展到体育运动和文化教育。但三法的研究也存在一些问题，如理论探讨尚嫌不足，未能有更大的突破；临床运用水平尚需提高，有些报道缺乏说服力；实验研究则深度不够，与前三年相比无明显变化。目前，三法的研究正处在高潮，今后的研究重点仍在临床工作，因此，如何进一步提高临床工作的质量，扩大研究成果，就需全体研究者共同努力。

子午流注研究近况　徐杰，等．云南中医杂志　1991，12(3)：40～44．

笔者综合了83～89年间发表的50篇文章，分述了近7年来国内外在子午流注理论、实验研究、临床验证、应用方面的进展。

本文着重论述了有关子午流注纳甲法"变闭穴开穴"的学术争鸣。研究者认为徐凤纳甲法在癸日有连续10个时辰的闭穴，这不仅给临床应用带来不便，更违背了"气血如环无端"的子午流注基本理论。为了弥补这些不足，单玉堂、郑魁山、顾光、张国馨等先后提出了自己变闭穴为开穴的理论及方法。但是各家观点及方法并不统一并且有人认为皆有不当之处。有人指出，徐氏纳甲法是修改了阎氏纳甲法而得出的，而阎氏开穴法不存在缺口问题，因此应重视和研究阎氏开穴法。

在子午流注针法的实验研究上，近年应用分子化学分析，取得了不少进展。金氏等人通过不同时辰电针大鼠"涌泉"穴，研究血中铜蓝蛋白在不同时辰的变化。认为其含量酉时最高，卯时最低。森和等人的实验研究表明可的松分泌高峰在上午和深夜，促肾上腺皮质激素在12点，催乳素则在午夜12点以后分泌亢进。所以在肾上腺功能低下时辰针刺，能更强地激活肾上腺功能，并能激发激素分泌量。在动物研究方面，对白细胞、GSH等的时间节律性研究也取得了一些成绩。在临床研究方面，对生物节律性的观察取得了一定进展，如王云发发现无论是糖尿病患者还是正常人血糖变化都有显著昼夜节律。有的单位通过对大量死亡病例分析，发现疾病死亡与时间因素密切相关，也存着某种节律变化。另外，张氏以子午流注纳甲法开穴对56例患者胆囊收缩活动与针前比较有明显统计学意义，表明时间因素对针刺效果存在一定影响。

纳甲法运用时其年月日时干支推算十分繁杂，不少人先后研制了很多简便的图表和推算方法。尤其是随着计算机在我国的普及，有的单位将计算机应用于子午流注的开穴推演上，并朝价廉方便实用的袖珍计算机方面发展。

大量的临床资料证实子午流注针法有其实践依据，可广泛应用于各种疾病的临床治疗，对疼痛性疾病疗效尤为显著。子午流注针法优于非依时开穴的针刺方法，再配合辨证开穴则疗效更高。管氏进一步指出脏腑经络是子午流注针法理论基础；经络辨证是子午流注针法的主要辨证方法；选择开穴、配穴是运用子午流注针法的关键；恰当的补泻手法是子午流注获得疗效的重要条件；掌握子午流注针法的基本原则及灵活运用是提高疗效的重要因素。

择时选穴针灸法的实验研究概况 李永方．辽宁中医杂志 1991，(4)：45～47.

对于子午流注针法，临床上多从疗效这一宏观角度研究，这固然是不可少的，但是这样毕竟无法使我们获得准确、深刻、定量的认识。实验研究的出现，把子午流注的研究引进了更广阔的天地。作者总结了三十多年来子午流注实验研究的概况。

自日本学者中谷义雄发现"良导络"现象之后。经络、穴位电学特性的探测就成为针灸领域研究中的一大课题。这种电学特性的变化与择时选穴针灸法中的"流注"、"开阖"理论的关系自然成了学者们所关心的问题。在经穴电阻、皮温、光学探测方面研究者做了有益的探索。五十年代末司徒铃氏根据子午流注纳子法测定了2名健康人在24小时内各经所有腧穴的导电量，发现各经气血流注之时其导电量均明显增高。临床上，结合实验室的指标来观察"开穴"针灸效应，为择时选穴针灸法研究开辟了新途径，这方面的工作在循环系统开展较多，出现了一些争议。上海市中医医院等单位对10例冠心病人进行开穴和闭穴对照观察心电变化，表明针刺开穴与闭穴的心电图改变有显著的统计学差异。张惠珍观察了纳甲法和一般取穴法对早妊妇女50例盆腔血流图的影响，结果表明：纳甲法针刺后盆腔血流图平均波幅升高、血液流量增大、周期时间延长、与对照的一般取穴组比较，纳甲组针后的血流图下降时间明显延长，波幅显著升高、血液流量明显增大。在实验中也出现了一些相左的结果，如潘来娣等观察了纳甲法对心血管功能的影响，发现该法无论对血压或是左心功能并不产生特殊作用。上述结果的不一致，导致了对传统择时选穴的争议。

从七十年代末开始，国内有几个单位先后开展了不同时辰针灸效应的对比观察，意在提示传统方法中所蓄含的合理内核，并为创立新的针灸选穴择时法打下坚实的基础。研究者们开展了不同时辰针刺动物有关穴位的生化研究。如宋开源研究了不同时辰针刺大鼠"涌泉"穴对痛阈及脑内单胺类介质的影响；周桂桐等观察了不同时辰针刺"足三里"穴对家兔白细胞总数、中性粒细胞及单核吞噬细胞系统吞噬机能的影响等，结果表明不同时辰针灸会产生不同的效应，但不一定完全符合传统方法对"流注"、"开阖"的规定。

作者认为，传统的择时选穴针灸法是古人基于当时的技术条件和科学水平发展起来的，而今天应在继承传统方法的基础上，更自觉地借助现代实验分析的手段更新传统方法。

子午流注针法在心血管疾病的临床应用及机理研究　杨安府，等．陕西中医函授　1992，(1)：38～39．

综述了子午流注针法在降低血压、降低血脂、预防心肌梗塞方面的作用，指出用实验的方法探索子午流注针法与心血管系统的内在联系，近几年有了新进展。子午流注针法对增加心输出量、心排血量、改善心功能有一定作用。

唐树德等检查了100例老年高血压病患者的昼夜血压变化，测得戌时和申时收缩压和舒张压最高，认为申时是足太阳膀胱经所主，与肾相为表里，原发性高血压与肾虚关系密切；戌时是手厥阴心包膀胱经所主、肾虚水不济火，故此时血压亦高，针灸治疗高血压病完全有应用子午流注的必要。管氏用子午流注纳子法治疗高血脂症38例，取得显著疗效，应用子午流注理论探讨心血管疾病的发病与死亡规律，是近年子午流注研究的新趋向。沙立人等对心梗发作及血液流变性的月阴节律观察，结果表明心梗发病月初月末最高，在月中旬最低。用实验的方法探索子午流注针法与心血管系统的内在联系的工作，近几年有了新进展。有人测定心的速率在整个夜间都在逐渐下降，这种下降趋势在上午11点至下午1点之间为突然上升所打断，这正好在心经所属时间，说明子午流注与心血管系统有必然的联系。汪氏等用纳甲法分组对52例被查者针刺前后心输出量、心排血量变化进行观察，认为应用子午流注针法可以增加心输出量及心排血量。孙氏的研究认为子午流注按时开穴针刺法，能显著地使 DO 延长，心率减慢，从而有加强心肌收缩力、增加心每搏出量、并使心脏得到充分休息的作用。但在改善心功能上，有些人提出了异议，潘氏分组用纳甲法对37例患者心血管功能影响的观察，发现开穴组与闭穴组比较血压无统计学差异，心功能所有指标均无统计学差异。曹荣禄观察了纳甲法对冠心病患者心缩时间周期的影响，发现单纯逢时开穴不能改善心功能，因而对冠心病无治疗作用，提出了是否人体所有脏腑机能都存在时间节律，或某些脏腑机能变化的节律并非像子午流注所论，不同疾病的发展变化是否具有各自独特的时间节律等问题，这些还有待以后继续讨论。